Reiki Usui

Reiki Usui

Guarire Davvero

Marco Cattaneo GOTAM

Titolo originale: Reiki Usui: Guarire Davvero.

Pubblicato da: GOTAM CAMDA MEDIA

Editing e Correzione bozze: Claudia Marchione

Immagine in copertina: iStockPhoto, concessa in licenza a Marco Cattaneo

Prima edizione: novembre 2020

Revisione minore: agosto 2022

ISBN Edizione Cartacea: 9798685552556

A Mercedes, per avermi iniziato all'esperienza del Reiki e per avermi insegnato a cercare dentro di me le risposte più importanti.

Marco Cattaneo GOTAM

Reiki, Meditazione, Massaggio

Seminari e Sessioni Individuali a <u>Roma</u>, <u>Milano</u>, <u>Torino</u>, <u>Bologna</u> e <u>Gran Canaria</u> e, in casi specifici da valutare, <u>a distanza</u>.

www.marcocattaneo.it

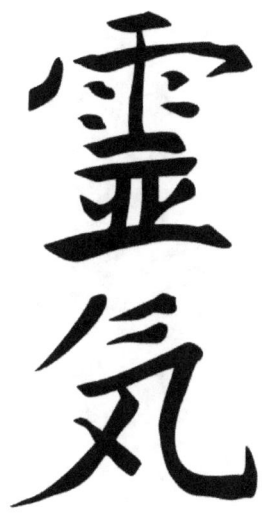

A Proposito di Questo Libro

È molto difficile scrivere sulla pratica del Reiki, perché Reiki è un'esperienza che per essere compresa fino in fondo dev'essere vissuta. Anche definire il termine stesso senza sfociare nel misticismo New Age richiede alcune doverose premesse. Continuando a leggere e a immergerti in questo viaggio comprenderai meglio, ma solo l'approccio esperienziale ti permetterà di assorbire ogni argomento trattato.

Questo libro si rivolge a coloro che vorrebbero praticare Reiki o che, dopo aver ricevuto la prima iniziazione, si preparano a cominciare il loro percorso. Potrà essere molto utile anche a coloro che desiderano approfondire, perché non pienamente soddisfatti della loro esperienza attuale e, infine, ai Master Reiki che vorrebbero perfezionare il loro modo di insegnare e trasmettere le conoscenze fondamentali della disciplina.

Questo libro non parla di come si pratica Reiki, ma di cosa fare per permettere allo spirito del Reiki di manifestarsi liberamente nella nostra vita. Poiché molte persone non praticano a sufficienza per arrivare a conoscere realmente Reiki, ecco un volume che cerca di definire l'approccio più appropriato per trarre il maggior beneficio da questa disciplina.

Quello con il Reiki è un percorso d'Amore con la A maiuscola che – come altri percorsi simili – richiede una personalità armonica, un cuore aperto e una mente capace di superare i pregiudizi. Ogni volta che una persona tormentata cammina lungo questa strada, vede inizialmente manifestarsi paure e "mostri personali": solo trovando il coraggio di affrontarli prima potrà giungere alla pentola d'oro.

È importante non confondere una storia d'Amore con un'infatuazione: quest'ultima è solo una prima fase, in cui si sentono le farfalle nello stomaco e gli ormoni ci impediscono di vedere la realtà così com'è. Non bisogna confondere una storia d'Amore nemmeno con l'amore idealizzato, quello che viviamo nella nostra testa prima di incontrare una persona, quando fantastichiamo su come vorremmo che l'altro fosse senza relazionarci realmente a lui o lei. Infine, l'Amore non è nemmeno il sesso, che è solo una delle vie che possiamo percorrere per unirci all'altro.

Nell'esperienza quotidiana l'Amore è tutte queste cose messe assieme – e talvolta viene confuso con il mutuo soccorso, persino con la dipendenza o con il dolore – ma nella sua essenza l'Amore "incondizionato" è tutt'altro. Una delle ragioni che mi spingono a scrivere queste pagine è supportare le persone nel loro percorso, perché superino l'idealizzazione iniziale e trovino il coraggio di accogliere l'Amore al di là delle sovrastrutture. Infatti, a causa dei significati distorti che abbiamo attribuito nel tempo a questo sentimento, fuggiamo proprio dall'amore che dichiariamo di desiderare così ardentemente.

Se ci pensi, molti si sentono a posto con la coscienza per il solo fatto di essersi iscritti in palestra, pur non avendola mai frequentata. Alcuni (forse la maggior parte) sono già soddisfatti per essere saliti sul tapis roulant un paio di volte. Pochi sono quelli che vi ritorneranno assiduamente, consci del fatto che solo attraverso una strenua intenzione e tanta pratica otterranno i risultati sperati. La stessa questione si pone con il Reiki: tanti si iscrivono a un corso, alcuni cominciano davvero a praticarlo, pochissimi proseguono fino in fondo.

Non rinuncerò a raccontare la bellezza del mio personale viaggio con il Reiki – perché vorrei davvero motivarti a proseguire il tuo percorso – ma mi preme ricordarti ancora una volta che l'aspetto più importante del Reiki è proprio l'esperienza e non l'intrattenimento che sorge dal leggere un libro che ne parla. Allo stesso modo, non sarà sufficiente un fine settimana di seminario per conoscerlo realmente e assaporarne i benefici: serviranno un'intenzione incrollabile e tanta pratica.

Dopo oltre un decennio di cammino in questo universo, sono abbastanza deluso dai falsi miti sul Reiki e le energie – alimentati dall'approccio "mordi e fuggi" alla spiritualità che dilaga in Occidente – e dall'orientalismo ormai molto di moda che contagiano anche gli insegnanti di queste pratiche.

Nel mondo del Reiki (così come nella maggior parte delle discipline di stampo orientale) i dettagli nozionistici si perdono attraverso la trasmissione orale di generazione in generazione e i molteplici stili che arrivano al grande pubblico lottano per affermare ognuno la propria autenticità. Inoltre, la maggior parte delle persone che si avvicina a questo universo non ha realmente voglia di impegnarsi, di andare in profondità e di seguire un vero percorso di consapevolezza, mentre cerca spesso un rimedio rapido per alleviare la sofferenza fisica o il mal di vivere in un periodo più acuto.

Siamo cresciuti in una visione estremamente ristretta della vita, della salute e dell'essere umano, che solo negli ultimi decenni si sta aprendo a una comprensione olistica e integrata.

Dopo aver pubblicato numerosi altri libri, ho deciso di scrivere di Reiki Usui perché conservo nella mente e nel cuore alcune esperienze che meritano di essere raccontate.

Non desidero trasmettere alcuna verità e non metterò in discussione gli insegnamenti che puoi aver appreso dal tuo Master – se hai già iniziato il percorso – o che incontrerai in futuro attraverso i seminari. Tuttavia, nel caso in cui dovessi trovare un'informazione che stride con il tuo sistema di credenze sul Reiki, ti invito ad ascoltare la risonanza interiore che essa può produrre in te – al di là della reazione istintiva "di pancia". Ricorda, infine, che la verità non è assoluta: è solo una prospettiva da considerare in funzione dello stato di coscienza di chi l'ascolta. Chiarirò questo concetto più avanti.

Tengo a sottolineare ancora una volta che un libro non può essere il solo mezzo per conoscere il Reiki, dovrà essere l'esperienza a guidarti. In queste pagine troverai alcuni fondamentali punti fermi che ti saranno utili per comprendere il Reiki Usui e avvicinarti alla pratica nel modo più semplice e sicuro possibile.

Ti consiglio di rileggere questo libro dopo ogni gradino fondamentale del tuo cammino: saranno più maturi gli occhi con i quali guarderai e per questo cambierà la tua capacità di comprendere i concetti.

Non avrò timore di essere rigoroso in alcuni insegnamenti, perché ho sperimentato la meraviglia del Reiki e desidero spronarti a vivere il tuo percorso nel migliore dei modi.

L'Essenza del Reiki

Durante una piacevole serata fra amici, Carlo disse ad Arianna di avere mal di testa. Lei si avvicinò e gli chiese se fosse disponibile a fare un esperimento. Lo fece sedere con la schiena diritta avvicinando le mani alla sommità del suo capo e rimase alcuni istanti a occhi chiusi in quella posizione – mentre noi altri la guardavamo incuriositi. Dopo alcuni minuti di silenzio, completò con grande naturalezza quello che a me era sembrato un rito sacro, attraverso gesti che avvolgevano il corpo, quasi ad accarezzarlo. Con grande stupore di tutti, Carlo stava bene e si sentiva liberato da quel cerchio fastidioso. Fu allora che sentii per la prima volta parlare di Reiki.

Arianna, a dire il vero, era un'entusiasta del mondo olistico, una bulimica di corsi ed esperienze formative. Conosceva il Theta Healing, i Fiori di Bach, numerosi approcci psico-corporei, differenti tecniche di massaggio... Come molte persone era evidentemente alla ricerca di qualcosa di importante, viveva l'impellente bisogno di cambiare e tentava di farlo attraverso metodi differenti. Aveva i suoi problemi di salute e, come capita a tanti altri che si avvicinano al Reiki, la pratica le era stata consigliata come rimedio efficace per alcuni disagi.

Sperimentare è importante, come fa un bimbo che si avvicina alla vita e deve conoscere tutte le possibilità che questa offre. Reiki, similmente a molte altre discipline, è una possibilità di esplorare la profondità della nostra natura, di arrivare al nocciolo duro che non abbiamo mai avuto il coraggio di affrontare – e di farlo con dolcezza e tatto. Per alcuni Reiki è più importante che per altri, perché sembra rappresentare una via di guarigione alla quale la medicina non arriva. Anche per questo, è sempre più spesso consigliato proprio dai medici per affrontare disturbi psicologici e patologie dichiaratamente psicosomatiche.

La prima difficoltà nell'avvicinarsi al Reiki è quella di capire cosa sia realmente e da dove tutto abbia avuto inizio.

Guardare una persona intenta a praticare un trattamento può lasciare molti dubbi, perché osservando da fuori non è facile capire cosa stia accadendo. Potrebbe sembrare un massaggio, se non fosse che le mani dell'operatore restano ferme per la maggior parte del tempo. L'aura che si percepisce rimanda a una certa sacralità. Chi riceve un trattamento Reiki si stende a terra o su un lettino, completamente vestito, mentre un praticante di questa disciplina si avvicina e appoggia delicatamente le mani su vari punti del suo corpo.

Il trattamento lavora primariamente su una dimensione energetica, influenzando indirettamente anche il corpo fisico e la dimensione emotiva della persona. L'intenzione e l'esperienza dell'operatore Reiki permettono di gestire consapevolmente il campo energetico del corpo, aiutando il ricevente a risintonizzarsi su una certa qualità di vita e a riequilibrarsi a vari livelli.

Ricevere un trattamento lascia spesso sensazioni leggere, complesse da comprendere e descrivere a parole, ma nella maggior parte dei casi anche un segno difficile da dimenticare. Per pochi, un trattamento o una serie di più incontri rappresentano una vera e propria rivoluzione per la salute.

Energia: la Prospettiva Scientifica

Per la maggior parte delle persone, il termine "energia" associato all'essere umano rievoca la cultura hippie e appare qualcosa di strano o poco realistico. Le stesse persone che comunicano ogni giorno attraverso il loro cellulare e guardano film in televisione, faticano ad accettare che anche il loro corpo possa emettere un campo magnetico. Esso, in realtà, è semplicemente generato dagli impulsi elettrici che attraversano il sistema nervoso e dall'attività dell'organo cardiaco (il fenomeno è comunemente descritto in fisica dalle leggi di Faraday, Ampère e Maxwell). Il problema culturale nasce dal fatto che le prime a parlare di campo energetico umano siano state filosofie antiche di millenni (utilizzando termini generici come "energie sottili", "forza vitale" o "forza guaritrice" quando ancora non se ne conosceva la vera natura fisica), mentre la scienza ne ha spiegato l'esistenza solamente dal 1826 in poi.

Oggi la considerazione del campo magnetico umano nel mondo scientifico è disomogenea. Sappiamo che parti differenti del corpo acquisiscono, rilasciano e conducono energie per comunicare con il sistema nel suo insieme e auto-regolarsi. Ricercatori e scienziati scrivono dell'esistenza di queste forze da almeno un secolo, ma il nostro medico di famiglia non ha idea di come siano connesse alla salute e al funzionamento di organi e sistemi.

Uno dei testi più completi e autorevoli che tratta l'argomento (oltre a correlarlo a discipline come Reiki, Meditazione, Pranoterapia, Agopuntura, Rolfing, Cranio-sacrale, Riflessologia, Shiatsu, QiGong, meridiani e Medicina Tradizionale Cinese, ecc.) è *Energy Medicine, The Scientific Basis* del ricercatore americano e PhD James L. Oschman. L'impegnativo volume di oltre 350 pagine contiene migliaia di riferimenti bibliografici a ricerche scientifiche ormai consolidate e, leggendolo con attenzione, si scoprono informazioni sorprendenti e di fondamentale importanza (al momento in cui scrivo, la prima edizione è disponibile anche in lingua italiana, mentre la seconda edizione solo in inglese).

È lo stesso Oschman, nella prima parte del libro, a spiegarci perché la medicina del XIX secolo ostracizzi la realtà elettromagnetica del corpo a favore dei composti chimici: è un fenomeno da imputarsi al *Pure Food and Drug Act* americano del 1906, che ha sostanzialmente reso illegali fino al 1980 tutte le terapie fondate su elettricità, magnetismo e luce (nonostante se ne conoscesse già ampiamente l'efficacia). Quest'atto ha storicamente influenzato la ricerca medica e l'insegnamento della medicina nelle facoltà universitarie fino ai giorni nostri.

Anche se molte terapie elettromagnetiche (come TENS, magnetoterapia, Tecarterapia o radioterapia) sono state ormai "riabilitate" e vengono abitualmente impiegate per il trattamento di molte patologie, la persona comune non ne conosce minimamente le potenzialità e considera come unico strumento di cura la farmacologia. La persona comune, inoltre, non conosce le proprie potenzialità nel gestire l'elettromagnetismo: energie a bassa frequenza possono essere prodotte dal corpo umano (e non solo da macchinari frutto dell'alta ingegneria) per interagire con l'equilibrio energetico degli altri.

Guardando ancora all'essere umano attraverso la lente della fisica – piuttosto che della chimica – potremmo facilmente comprendere che, così come il funzionamento del corpo altera il campo magnetico da esso generato, la "manipolazione" del campo magnetico può indurre un miglior funzionamento del corpo fisico e dei suoi organi.

È proprio del 1980 la scoperta che ogni tessuto risponde a una differente pulsazione energetica e che, se stimolato da essa, è in grado di ristabilire le sue naturali funzionalità. Oggi sappiamo molto bene che attraverso un campo energetico applicato al corpo potremmo migliorare la secrezione della melatonina, favorire la rigenerazione nervosa, ossea o cartilaginea, guarire legamenti lesionati, migliorare la produzione di collagene, la sintesi del DNA, l'infiammazione e molto altro.

Oltre che del potere dell'energia, la scienza ci parla dell'importanza fondamentale del cuore come elemento di armonia dell'intero sistema mente-corpo – informazione che ritroviamo evidentemente nella pratica del Reiki e nelle antiche tradizioni orientali.

Attraverso l'enciclopedica raccolta di informazioni di Oschman, veniamo a sapere che l'organo cardiaco produce numerose "frequenze di energia" che si propagano attraverso il sistema circolatorio e raggiungono ogni cellula del corpo (il segnale più rapido è la pulsazione elettromagnetica – misurabile con l'elettrocardiogramma e con il magnetocardiogramma – seguito dall'onda sonora del battito cardiaco, dall'onda di pressione e infine da una radiazione infrarossa). Il cuore rappresenta anche il più potente "regolatore del funzionamento del corpo": il suo campo magnetico, attraverso cui comunica con tutte le cellule, può essere rilevato strumentalmente a oltre quattro metri di distanza.

Il libro *Energy Medicine* spiega anche che l'analisi del corpo umano come insieme di sistemi differenti (normalmente distinti tramite le specializzazioni mediche come cardiologia, neurologia, gastroenterologia ecc.) non ha in realtà molto senso e bisognerebbe prenderlo in considerazione nella sua interezza e complessità interconnessa. Quando il corpo si ferisce (o funziona in maniera inaspettata) si possono rilevare mutamenti in ogni sua parte, non solo in quella effettivamente lesionata: grazie all'opera di veri e propri organi, come la miofascia, perlopiù sconosciuti a noi comuni mortali, ogni cellula comunica con tutte le altre e ne influenza il funzionamento all'occorrenza.

Dividendo il corpo in parti e studiandone il comportamento singolarmente, tendiamo a perdere la visione d'insieme (quella che chiameremo "olistica").

Per molti non sarà una sorpresa sentir parlare di Epigenetica: la scienza che studia l'impatto della coscienza sui geni. Oschman dichiara che "noi stessi modifichiamo la nostra genetica continuamente. [...] Gli scienziati descrivono come le esperienze, i pensieri, le emozioni, le parole che pronunciamo possano causare profonde modificazioni nella nostra fisiologia corporea, neurologia, biochimica e nell'espressione del nostro patrimonio genetico".

Nemmeno l'opera di Oschman può fornire un quadro esaustivo di come funzioni l'energia umana e di come Reiki possa operare. Tuttavia, alcuni concetti sono certamente utili a sviluppare una visione più in linea con la realtà del nostro sistema mente-corpo, accompagnandoci in un viaggio di scoperta affascinante con la consapevolezza che la medicina ufficiale ha ancora molto da imparare.

Benché questo capitolo strizzi l'occhio alla scienza, ci addentreremo nel mondo del Reiki Usui soprattutto attraverso una visione intuitiva e spirituale, anche perché il sottoscritto non è un medico e nemmeno uno scienziato, ma semplicemente un ricercatore che cerca di avvicinare scienza e coscienza.

La Prima Esperienza Personale

Circa un anno dopo aver assistito a quel primo trattamento, decisi di provare sulla mia stessa pelle quale effetto facesse il Reiki. Se devo essere sincero, non mi colpì particolarmente (perché avevo aspettative differenti), ma mi rimase il desiderio di esplorare maggiormente quel mondo fatto di movimenti silenziosi e delicatezza. Avevo ventuno anni quando incontrai il mio primo maestro (o Master Reiki, com'è abitudine chiamare coloro che possono iniziarti alla disciplina) e ricordo quanto la sua sola presenza mi trasmettesse fermezza e calma.

Ascoltando i racconti dei miei compagni di corso su trattamenti e meditazioni, faticavo a comprendere le loro parole che descrivevano luci, colori e intense sensazioni vissute a occhi chiusi. Avendo già avuto esperienze in passato con gli stati alterati di coscienza, decisi di affidarmi e lasciarmi trasportare attraverso quegli incontri settimanali. La mia insegnante, in ogni caso, mi aveva detto che per avvicinarmi alla disciplina e al primo seminario di iniziazione avrei dovuto avere pazienza e sarebbe stato necessario continuare a partecipare alle serate per qualche tempo. Mentre una parte di me – la più inquieta – si ribellava a quella richiesta inspiegabile, un'altra parte mi diceva che dovevo fidarmi del suo giudizio.

Quel che più mi lasciò a bocca aperta fu che – per la prima volta nella vita – non sapevo bene cosa ci facessi in quel luogo, cosa avrei ottenuto esattamente e perché avessi così tanta voglia di scoprirlo. In quel periodo non soffrivo di problemi fisici o emotivi particolari, ma stavo cominciando ad appassionarmi al viaggio di conoscenza di me stesso. Ero semplicemente curioso, come si suol dire in questi casi, o più probabilmente inconsapevole di cosa stessi cercando davvero.

Negli anni che seguirono diventai io stesso Master e accompagnai tante altre persone ad avvicinarsi al Reiki, avendo modo di vedere con i miei occhi come la stessa cosa accadesse a molti: sentivano di volerlo fare, senza capire esattamente il perché. Alcuni, invece, erano stati invitati da conoscenti o persino dal proprio medico a scoprire il Reiki per prendersi cura di precisi disagi.

Ricordando il primo episodio che mi fece conoscere la disciplina, oggi realizzo uno dei paradossi più grandi che riguarda il Reiki: anche quando ci avviciniamo alla pratica per ottenere un beneficio tangibile, il problema che ci motiva è solo la punta di un iceberg del quale non abbiamo coscienza e, allo stesso tempo, la sua risoluzione potrà avvenire solo attraverso una profonda trasformazione e un autentico impegno nella disciplina.

Quando non ci si applica davvero e non si ottengono i risultati sperati, a volte si attribuisce la colpa alla poca efficacia del Reiki. Per questo, molto spesso, il solo fatto di ricevere passivamente trattamenti può non bastare ed è richiesto alla persona un coinvolgimento maggiore.

La vera guarigione passa per un'esplorazione che riguarda corpo, mente e spirito. Anche se purtroppo siamo abituati dalla farmacologia a curare il sintomo superficiale (piuttosto che il vero problema alla radice), con il Reiki possiamo arrivare al nocciolo profondo e superare il disagio attraverso la dedizione alla pratica.

Un altro ricordo che riguarda il mio primo avvicinamento al Reiki è la grande difficoltà nel fare meditazione: non ne comprendevo realmente l'utilità e l'unica sensazione che avevo era che non facesse per me. La mia mente non trovava pace e l'intero processo sembrava una lotta continua contro i miei stessi pensieri. Ci avrei messo quattro anni per accettare la mia realtà interiore e riuscire a percepire me stesso al di là della sola mente, ma alla fine ne è davvero valsa la pena!

Guarire Davvero

Le aspettative che le persone nutrono su discipline come il Reiki sono sempre molto elevate – e paradossalmente accompagnate da altrettanto scetticismo. Nella maggior parte dei casi, non si comprende che un cambiamento o una guarigione debba avvenire in profondità e in modo olistico.

Un disagio emotivo, così come qualsiasi malattia fisica, sono disequilibri nati attraverso un trauma (che significa "rottura"). Per mezzo della relazione con un'altra persona, un evento inatteso lascia un'impronta dentro di noi, portandoci a rinnegare e ad allontanarci da un aspetto della nostra natura originale. Ad esempio, un bimbo nato nella nudità può vivere per la prima volta la vergogna e, a causa di quell'emozione, interrompere il naturale rapporto con il proprio corpo; un bambino può essere lasciato solo da un genitore e "registrare" una ferita di abbandono; un adolescente viene tradito dal primo amore e rimane segnato al punto di smettere di fidarsi dell'altro sesso; un giovane viene rifiutato dai coetanei e da quel momento decide di accogliere la solitudine come stile di vita...

Le ferite primarie che la vita ci impartisce vengono registrate inconsciamente e fratturano la nostra natura integra e completa. Il dolore che proviamo e che non riusciamo a elaborare crea un lato ombra, che per definizione smetteremo di considerare parte di noi. Il ricordo rimarrà sempre presente nel nostro campo energetico, come il solco lasciato da un'onda incontrollata di emozione. Il segno verrà incorporato nella struttura fisica, nei tessuti, nella memoria delle cellule del nostro corpo e lì rimarrà pronto a riaffiorare ogni volta che gli eventi quotidiani torneranno a ricordarcelo, mettendo il dito nella piaga. Il trauma potrà riecheggiare dentro in noi, richiamando l'emozione originale vissuta nel momento della sua creazione e influenzando lo "strato emotivo" oppure addensandosi fino a manifestarsi nella materia come malattia di organi e sistemi del corpo.

In altre parole – semplificando al massimo – il nostro sistema mente-corpo memorizza attraverso il cervello limbico i potenziali pericoli incontrati durante l'infanzia e, ogni volta che essi si ripresentano (o quando noi immaginiamo che possa accedere qualcosa di simile), ci pone in uno stato di allerta. Questa iperattivazione, che in alcuni ambiti della vita può diventare cronica, fa in modo che il corpo privilegi le reazioni di attacco-fuga, tralasciando i processi di rigenerazione cellulare e indebolendo il sistema immunitario. La paura e lo stress (risultati emotivi di questa condizione) ci impediscono di sfruttare le nostre risorse per rimanere in salute e costituiscono il perfetto terreno per la malattia. Ecco che, come spiega la PsicoNeuroEndocrinoImmunologia, la nostra psicologia (= le nostre reazioni) influenza attraverso il sistema endocrino (= gli ormoni) il sistema immunitario e quindi la salute.

In una dimensione più pratica: questo pilota automatico, che in realtà sta cercando di preservarci, ci crea difficoltà nelle relazioni con gli altri (che certamente non beneficiano del nostro stress!), ci fa sentire emotivamente in maniera diversa da come vorremmo e, infine, lascia spazio alla malattia.

Reiki è un balsamo che, trattamento dopo trattamento, si insinua in profondità per lenire le ferite profonde. È una pratica che, giorno dopo giorno, ci permette di aprire gli occhi per vedere ciò di cui non abbiamo coscienza e che sta accadendo proprio davanti a noi. È una filosofia che ci consente di accogliere la vita e gli altri, riportando luce nell'ombra.

Reiki agisce sul piano energetico e fisico come un diapason che intona una nota costante, permettendo agli organi del corpo di accordarsi e ritornare all'armonia.

Reiki induce l'organo cardiaco – per risonanza con il cuore dell'operatore che offre il trattamento – a battere al ritmo della guarigione, informando il corpo intero affinché ritorni a uno stato di coerenza.

Il trattamento Reiki è un momento di pace nel caos della vita quotidiana, una finestra per ascoltarsi in maniera naturale, lontano dall'artificiosità del mondo. È un contatto autentico e amorevole che attraversa il confine della personalità. La guarigione attraverso il Reiki richiede un atto di grande consapevolezza, sia da parte di chi effettua il trattamento che da parte di chi lo riceve.

Reiki ci aiuta a rilassarci e a ripristinare la nostra naturale capacità di autoguarigione.

Reiki è molto differente rispetto a una pasticca che ha effetto sul sintomo, per questo richiede un percorso più o meno lungo che influenzerà l'equilibrio di corpo, mente, spirito ed emozioni. Per quanto possa accadere che un singolo trattamento risolva un problema alla radice – e questo è spesso indicazione di come la persona abbia già vissuto il proprio percorso di consapevolezza e si trovi a un passo dalla risoluzione – nella maggior parte dei casi l'esito positivo verrà raggiunto attraverso settimane o mesi di impegno.

Guarire richiede di essere disponibili a una trasformazione profonda e al raggiungimento di un nuovo equilibrio più funzionale per la nostra vita. Non è raro incontrare persone molto determinate al cambiamento che, attraverso il loro impegno e la loro predisposizione d'animo, riescono a ottenerlo in un tempo piuttosto breve. Tuttavia, dobbiamo ricordare che nessun sintomo può evolversi se non siamo disposti a impiegare energia per integrare un cambiamento a ogni livello.

Alcuni si interrogano se il miglioramento ottenuto mediante il Reiki non sia solo effetto dell'autosuggestione. Questa obiezione evidenzia la necessità di spiegare meglio cosa sia la suggestione e come il sistema mente-corpo operi per mantenere il proprio equilibrio. Infatti, non ci si interroga se l'effetto del camice bianco e della medicina convenzionale abbia un'influenza sui risultati, ma la domanda sorge spontanea con il Reiki perché non si riesce a vedere a occhio nudo il processo che porta alla guarigione.

La suggestione è il fenomeno attraverso il quale la mente viene condizionata a influenzare il funzionamento del corpo. Nel caso della guarigione – così come della malattia – la mente in gioco è quella inconscia, in grado di regolare la maggior parte dei processi biologici. In una visione olistica dell'individuo, un qualunque cambiamento su mente, campo energetico o emozioni genera un'onda che investe tutte le altre parti, inducendo un nuovo equilibrio.

Qualunque terapia (convenzionale o meno) offre un beneficio attraverso tutte le componenti in gioco: la comunicazione del medico e le sue suggestioni, l'amorevole cura del paziente, la pasticca che costituisce il trattamento sintomatico e il salto di consapevolezza che avviene per via del dolore. Lo stesso succede attraverso il Reiki: contano la fiducia che la persona ripone nel rimedio (spesso data per scontata con il medico), l'intervento energetico volto a riarmonizzare l'ambiente attorno al corpo, il gesto rituale e il rapporto stesso instaurato con il maestro o l'operatore.

In definitiva, l'effetto suggestivo del Reiki è tanto importante quanto lo è quello della pratica medica.

Un'ulteriore verifica del fatto che il Reiki non opera solo per mezzo dell'effetto placebo è costituita dalla sua efficacia nel curare gli animali (soggetti non suggestionabili): ho visto con i miei occhi cambiamenti incredibili su cani, gatti e cavalli che, non manifestando resistenze coscienti, guariscono spesso con uno o due trattamenti.

Conoscere l'Invisibile

Ciò che non conosciamo può farci paura e questo, a volte, ci induce a giudicare ancor prima di fare esperienza.

Poiché gli occhi non vedono la dimensione energetica presente attorno al corpo fisico e poiché il mondo delle energie è spesso associato alla superstizione, alcuni sono impauriti dalla congettura che Reiki possa avere a che fare con demoni o forme di energia "malvagia". Reiki nella sua essenza più autentica è un gesto d'Amore incondizionato, di inestimabile attenzione e cura. Ma allora come può essere scambiato per qualcosa di oscuro?

Al di là dell'ignoranza e dell'interesse che alcune categorie di individui possano avere nello screditare le discipline energetiche, il dubbio può sorgere proprio a causa dei lati ombra con i quali è possibile entrare in contatto quando si va più a fondo nella conoscenza di sé stessi. Ricordi le dinamiche del trauma di cui ti ho parlato nel capitolo precedente? L'emozione che ha dato vita alla rottura originaria (vergogna, dolore da abbandono o tradimento, negli esempi proposti) diviene il guardiano della soglia che ci separa dal lato ombra. Quest'ultimo è in realtà la parte di noi che abbiamo nascosto sotto al tappeto e che ci rifiutiamo di guardare apertamente. Man mano che ci avvicineremo alla risoluzione del trauma – cioè alla reintegrazione della parte perduta – dovremo confrontarci con il guardiano della soglia. Per questa ragione può capitare, seppur raramente, che dopo un trattamento Reiki si viva una sensazione di inquietudine o che si manifestino forti rilasci emotivi (pianto, risate, tosse...). Quel che stiamo sentendo non ha nulla a che fare con l'essenza del Reiki, ma riguarda piuttosto ciò che avevamo nascosto e che per lungo tempo ci siamo rifiutati di vedere. Il dolore, la tristezza o l'inquietudine che possono manifestarsi come strascico di un trattamento sono la nostra reazione all'aver tentato di attraversare la soglia, senza esserci riusciti completamente. Proprio per questa ragione, in questi rari casi si suggerisce di ripetere un secondo trattamento nel più breve tempo possibile. Quando avremo portato luce nell'ombra ci sentiremo sollevati e in pace, con una coscienza più espansa e una mente tranquilla.

Insomma, al contrario di quanto si possa pensare, "lato ombra" non identifica alcunché di negativo di per sé, ma semplicemente una parte di noi che abbiamo scelto di accantonare e che necessita di attenzione e consapevolezza.

Per comprendere la vera essenza del Reiki dobbiamo conoscere profondamente noi stessi e i meccanismi alla base della nostra evoluzione (trauma, risoluzione, reintegrazione). Per sentire la vera sostanza del Reiki, invece, non rimane altro che farne vera esperienza, superando i pregiudizi e il primo strato del trauma che ci separa dall'essenza presente in noi da sempre.

Chiunque cerchi maggior benessere può rivolgersi a un praticante per ricevere "passivamente" alcuni trattamenti. Tuttavia, il vero e proprio percorso Reiki – quello che restituisce salute e piena armonia alla vita – passa dall'imparare come prendersi cura di sé stessi e degli altri e, soprattutto, dal praticare Reiki in prima persona.

Questo libro è dedicato principalmente a chi ha scelto questa seconda via e che comunemente viene chiamato *operatore* o *praticante*, se ha conseguito uno dei primi livelli, oppure *Master*, se ha le carte in regola per insegnare.

L'Iniziazione

Uno degli aspetti più controversi e al contempo più importanti del Reiki Usui è l'iniziazione necessaria a praticarlo. Per quanto esistano molteplici pratiche energetiche assimilabili al Reiki, potenzialmente efficaci allo stesso modo, per praticare Reiki è necessaria un'iniziazione impartita da un Master Reiki. Prima di parlare di questa iniziazione, ci sono alcune doverose premesse da fare.

Non ho mai avuto timore di adottare il termine tradizionale di "maestro", pur non sentendomi portatore di un'unica verità né di una realizzazione divina. Credo che due siano le caratteristiche principali di un maestro: la possibilità di condividere la vastità della propria esperienza e, nel contesto della spiritualità, l'impegno a portare luce nella vita di altre persone (che è il significato stesso di Gotam, nome spirituale di cui sono stato insignito molti anni fa). Personalmente, sento profondamente il compito di condurre altre persone attraverso il cammino già vissuto da me e di innalzare le potenzialità energetiche di ognuno attraverso un'amorevole ma rigorosa disciplina.

Il percorso che ogni praticante si troverà a vivere dopo il primo atto che sancisce la possibilità di praticare Reiki, infatti, è quello dell'integrazione: integrazione dell'ombra con la luce; di corpo, mente e spirito; delle parti frazionate della personalità; di sé stessi con l'umanità intera. Ritornare all'origine, quindi, ritornare a sentirsi parte del tutto e sentire il tutto parte di sé. Tornerò a parlare poco più avanti di questo aspetto fondamentale.

Ogni praticante Reiki ha il dovere inderogabile di scegliere il proprio maestro e di affidarsi a lui per una parte del proprio percorso di crescita. Per quanto in Occidente si abbia poca esperienza del rapporto maestro-allievo, in ogni disciplina di consapevolezza questo è un elemento essenziale: consente di essere visti per quello che si è, al di là dei limiti della propria percezione di sé. **L'occhio non può vedere sé stesso, se non attraverso uno specchio: questo è esattamente il ruolo del maestro**. Pretendere di vivere un percorso spirituale senza un maestro sarebbe come costruire un grattacielo senza aver mai messo assieme nemmeno un castello di sabbia. Se stai cercando un nuovo attestato da appendere al muro o un nuovo hobby da praticare nel fine settimana, ti consiglio piuttosto il ping pong. Reiki Usui è un'esperienza introspettiva e di crescita, che richiederà tempo, pazienza e desiderio di conoscersi in profondità.

Veniamo ora alle iniziazioni, rituali che definiscono ogni passo saliente del percorso Reiki. Gli scopi dell'armonizzazione (termine alternativo frequentemente utilizzato) sono molteplici: la preparazione energetica del futuro praticante, l'attraversamento del varco evolutivo simbolico e il riconoscimento di una nuova identità.

L'iniziazione è una procedura che si ripete più volte durante il percorso ed è a tutti gli effetti irreversibile: una volta ricevuta la si possiede per la vita. Su un piano energetico-sottile, essa catalizza il processo evolutivo naturalmente in atto in ogni individuo, reso più fluido attraverso una sorta di benedizione che influenza lo stato di coscienza per alcune settimane e, se il praticante lo vorrà, per mesi e anni a venire. L'attraversamento di quel confine sancisce un momento di non ritorno. Anche se si decide di non praticare Reiki, questa possibilità rimane sempre a nostra disposizione e non è possibile rinnegare l'iniziazione ricevuta. Come ogni tappa fondamentale della vita di un uomo, il rituale rappresenta un momento di passaggio: il diploma, la laurea, la maggiore età e qualunque altro gradino evolutivo lasciano un segno che deve essere integrato nell'identità personale.

Molti miti aleggiano attorno alla prima iniziazione: alcuni parlano di sigilli, altri di "improvvise aperture". Ancora una volta, ciò che non si conosce può far paura o destare curiosità. Alcuni aspetti dell'universo invisibile vengono confusi con ciò che conosciamo nella realtà materiale.

Uno degli equivoci più comuni è quello relativo ai canali energetici o ai chakra, che attraverso l'iniziazione verrebbero presumibilmente "aperti". Poiché un chakra non è una finestra e un canale energetico non è un fiume, non esiste un singolo momento che possa stravolgerne il funzionamento per sempre. Chiunque abbia sviluppato un'effettiva sensibilità nei confronti del mondo energetico sa che non esistono porte da aprire o pozzi nei quali calarsi. Si tratta solo di metafore. Anche se può far piacere pensarlo (e sarebbe indiscutibilmente comodo se così fosse), nessun blocco viene immediatamente disciolto e nessun magico portale aperto senza la dovuta preparazione. **L'iniziazione Reiki aiuta a cominciare un cammino di consapevolezza, togliendo per un istante il velo che ci impedisce di percepire il contatto con l'universo attorno a noi.**

L'iniziazione è un gesto simbolico, che poi deve essere sostenuto da un paziente lavoro su di sé. Questo non significa che se ne possa fare a meno: essa lascia un solco inconscio, un'impronta emozionale ed energetica che accompagna il praticante per la vita.

La responsabilità che sorge dall'aver ricevuto l'iniziazione – tradizionalmente impartita solo ai discenti veramente pronti a riceverla – è oggi altamente demistificata e quasi "commercializzata" da molti Master che incontrano l'allievo per la prima volta il giorno stesso del seminario di primo livello. Nei racconti dei primi maestri Reiki, così come in qualunque altra disciplina iniziatica, il momento dell'investitura godeva di grande rispetto. Si tratta di riconoscerne l'importanza e di approcciarvisi con la più opportuna predisposizione d'animo. Le iniziazioni successive alla prima – che allo stesso modo sanciscono gradini evolutivi fondamentali per il praticante – devono essere impartite con attenzione al percorso vissuto dall'allievo, il quale dovrà giungervi mentalmente, energeticamente ed emotivamente preparato per non bruciare le tappe più critiche.

Immagina di consegnare nelle mani di un bimbo di pochi mesi un prezioso diamante di grande caratura: probabilmente all'inizio resterà abbagliato dalla sua brillantezza, facendolo poi rotolare a pochi metri da sé, come ogni altro giocattolo a cui non è più interessato. Solo essendo preparati a incontrare un'iniziazione lungo il proprio cammino se ne potrà riconoscere il valore, serbando nel cuore il prezioso dono che ci viene consegnato attraverso il rito.

Mi è capitato di ascoltare il racconto di praticanti Reiki iniziati al primo e al secondo livello a distanza di pochi giorni. Pur riconoscendo che alcuni allievi sono energeticamente più avanti di altri quando giungono all'incontro con il maestro, dovranno in ogni caso sviluppare l'esperienza pratica attraverso il tempo, mettendo a frutto ogni iniziazione con i trattamenti, riscoprendo la naturale sensibilità all'energia con la quale tutti nasciamo ma che quasi ognuno di noi perde crescendo.

Negli ultimi anni ho iniziato al Reiki Usui oltre cinquecento persone e meno del dieci per cento di loro si è messo in gioco, coltivando quanto seminato e proseguendo il percorso necessario a far fiorire questa meraviglioso germoglio.

Puoi immaginare un contadino, impegnato nel preparare il terreno e nella semina, che poi abbandoni il campo lasciandolo seccare dopo un paio di giorni? Non avrebbe alcun senso!

Comprendo che un percorso di crescita richieda di affrontare i propri mostri – e che molti non siano preparati a farlo – ma personalmente ho scelto di perseguire la via della serenità interiore e di dedicarmi solo ai coraggiosi che vogliano fare lo stesso.

L'iniziazione è di fondamentale importanza, ma altrettanto rilevante sarà il percorso di pratica a seguire.

Il Percorso

Dopo aver scelto l'esperienza del Reiki e aver cominciato il cammino attraverso la prima iniziazione (che in alcuni stili Reiki viene ripetuta più volte), giunge il momento di impegnarsi nel percorso di crescita, cuore pulsante della disciplina.

Molti confondono i cosiddetti livelli di iniziazione con il vero e proprio percorso esperienziale di pratica, credendo che pochi incontri rituali (nella migliore delle ipotesi tre fine settimana) possano renderli Master Reiki come per magia. Quest'errore concettuale nasce per due ragioni fondamentali: l'inesperienza nel lavoro di coscienza e una scorretta interpretazione della tradizione originale.

Ogni disciplina che operi sulla coscienza e sulla qualità energetica dell'individuo richiede svariati anni per dare risultati e forse una vita intera per la piena realizzazione. Nell'approccio occidentale, però, spesso ci si concentra sul conquistare attestati da appendere al muro, piuttosto che allenarsi per far crescere le proprie qualità interiori.

Il primo grande insegnamento ricevuto nel mio percorso è stato quello dell'attesa: ho dovuto pazientare due mesi prima di poter conseguire il primo livello Reiki, un anno per il secondo, due anni per l'ultima iniziazione e, soprattutto, ho dovuto frequentare settimanalmente il gruppo di scambio e pratica Reiki per l'intero periodo.

Ma perché vige questa estrema necessità di allenarsi e praticare per diventare un *buon* operatore Reiki?

Per tre ragioni fondamentali: sviluppare il proprio stato di coscienza, affinare la propria sensibilità energetica per effettuare trattamenti efficaci ad altre persone, reintegrare i propri lati ombra per poter diventare una vera guida.

Innanzitutto, va detto che queste tre fasi del percorso sono comuni a tutte le discipline bioenergetiche e costituiscono la chiave della loro efficacia (che poco ha a che fare con la tecnica). In secondo luogo, si confonde spesso la semplicità con la facilità: "semplice" significa composto da pochi elementi, "facile" che si può ottenere con poca fatica.

Vediamo ora le tre chiavi del percorso singolarmente, per spiegarne il significato e comprendere come assieme costituiscano la vera maestria nel Reiki.

Sviluppare lo Stato di Coscienza

Il mito più diffuso in Occidente sulla nascita del Reiki narra che Mikao Usui fosse alla ricerca del segreto della guarigione fisica operata dai Maestri Ascesi (il Cristo, il Buddha...) e che, vissuta un'intensa esperienza spirituale, si fosse ritrovato capace di altrettanti miracoli (approfondimento disponibile nell'Appendice II). Nel racconto della storia, si trascura spesso di sottolineare lo stato di coscienza di quei Maestri straordinari. È quello l'elemento che fa la maggior differenza nella capacità di guarire, non certo i soli simboli rivelati e nemmeno i classici gesti rituali!

L'efficacia del Reiki nella pratica su altre persone richiede una condizione energetica ottimale da parte del praticante, che si sarà preparato al trattamento attraverso la meditazione e uno stile di vita opportuno.

Per quanto risulti scomodo da parte dell'insegnante di turno porre l'accento su un aspetto così delicato, questo spiega la ragione per cui persone diverse esprimano energie differenti attraverso i loro trattamenti Reiki (provare per credere).

L'incremento dello stato di coscienza (cioè della frequenza della propria energia complessiva) costituisce un beneficio per il praticante stesso, oltre che un presupposto per trattamenti efficaci sugli altri.

La riflessione, la morigeratezza, la pratica meditativa e la consapevolezza non vanno molto di moda nella cultura occidentale – che spesso relega la spiritualità allo status di hobby, piuttosto che di missione – ma a ben vedere costituiscono la chiave per una pratica realmente efficace e per l'opportuna sintonizzazione sull'energia del Reiki.

A cosa servono, allora, l'iniziazione e il lignaggio se il praticante dovrà comunque coltivare costantemente il proprio stato di coscienza?

Costituiscono il seme, il presupposto fondamentale (ma non sufficiente) per iniziare il percorso, per poter chiamare ciò che si sta praticando proprio "Reiki".

Attraverso la discendenza e la trasmissione orale da maestro ad allievo, alcuni presupposti del Reiki Usui sono stati trascurati e altri persino considerati superflui. La meditazione – come forma di preparazione a ogni trattamento – costituisce una *conditio sine qua non*. Un impegno quotidiano, tuttavia, risulta spesso incompatibile con l'approccio occidentale alla vita e, in ultima istanza, poco praticabile per la maggior parte delle persone.

Significa forse che praticare Reiki non serva a nulla, in assenza di tali condizioni e impegno?

Non sarei così estremo: si può sempre trarre un beneficio da trattamenti e autotrattamenti, ma di certo non ci si possono aspettare miracoli e guarigioni istantanee.

Come già detto, l'importanza della condizione energetica del praticante è, a ben guardare, l'elemento fondamentale che caratterizza tutte le pratiche energetiche (Pranic Healing, Theta Healing, Sat Nam Rasayan...), soprattutto quando impiegate per il beneficio di un'altra persona. A un occhio esperto, infatti, non passa inosservato che tutte queste pratiche differiscono più nella forma che nella sostanza e in ognuna – anche se spesso non viene esplicitato dai loro insegnanti – la scelta dell'operatore è cruciale.

Come diretta conseguenza di quanto esposto, il fatto di prediligere una disciplina piuttosto che un'altra non costituisce garanzia di maggior beneficio. Sarà invece fondamentale la scelta del maestro che ci condurrà per mano lungo il percorso e, ancor di più, il nostro impegno e la nostra pratica.

Nel lavoro su sé stessi, oltre alla qualità energetica, conteranno molto la determinazione e la costanza: il potere dell'intenzione consente all'operatore che svolge l'autotrattamento di allinearsi alla guarigione desiderata attraverso il tempo.

Affinare la Sensibilità Energetica e Intuitiva

Per quanto si fornisca al principiante uno schema di riferimento per portare a termine i trattamenti, questo dovrebbe costituire un'indicazione di massima, utile solamente per iniziare a fare pratica con le prime "cavie". Un praticante esperto, infatti, adatterà il trattamento alla persona che lo avrà richiesto e ogni posizione, spostamento e permanenza in un punto sarà guidato dall'effettiva percezione dell'energia che fluisce nel corpo.

Quando un neo-iniziato si avvicina alla disciplina, insegno che ogni schema trasmesso dovrà essere abbandonato nel più breve tempo possibile, per lasciare che siano il corpo del ricevente e la nostra sensibilità a guidarci nel trattamento.

I praticanti che non abbiano ancora sviluppato la sensibilità al flusso energetico del corpo umano dovrebbero dedicarsi esclusivamente agli autotrattamenti e a una pratica controllata all'interno di gruppi di scambio (secondo alcune ricerche scientifiche questa sensibilità potrebbe essere collegata alla neuromielina presente nel derma, la quale agirebbe come sostanza ferromagnetica che riferisce al cervello la sensazione fisica del movimento dell'energia).

Se nell'esecuzione del trattamento-tipo si suggerisce di toccare una serie di punti per almeno tre minuti ciascuno, nel trattamento Reiki guidato dalla propria sensibilità si torna più volte nella stessa area, come a inseguire flussi energetici minori e a lavorare per addolcire lo scorrimento del *ki* nei canali.

Oltre alla percezione dell'energia in movimento nel corpo, con il tempo l'operatore svilupperà le proprie percezioni intuitive extrasensoriali, cominciando a sentire ricordi passati e proiezioni future riguardanti il ricevente.

> *«L'intuizione è la facoltà attraverso la quale possiamo attingere a informazioni che risiedono in una dimensione di tempo e di spazio differente rispetto a quella in cui ci troviamo attualmente, è l'abilità che ci consente di percepire al di là dei cinque sensi e la possibilità di accedere in maniera non lineare al passato o al futuro.*
>
> *L'intuizione è il cosiddetto sesto senso, "un canale" che molte persone utilizzano, anche se non sanno esattamente che cosa sia e come funzioni.*

Mentre mantengo l'attenzione sulle informazioni cinestesiche (cioè presenti nel corpo) e pratico Reiki, la mia mente riceve immagini, suoni e sensazioni da realtà differenti.

Mi veniva detto dai miei maestri: "mantieni l'attenzione sulle sensazioni tattili, questo è l'aspetto importante" e così facendo mi sono ritrovato ad avere immagini, sensazioni o voci che in qualche modo mi consentivano di conoscere territori a cui normalmente non avevo accesso.»

(Se desideri approfondire l'argomento intuizione, ti suggerisco di leggere *Intuizione: Conoscenze e Tecniche per lo Sviluppo delle Percezioni Extrasensoriali*, https://got.am/intuizione e il suo seguito *Tecniche Avanzate per l'Intuizione: Telepatia, Divinazione e Percezioni Extrasensoriali in Pratica*, https://got.am/tecniche-intuizione)

La sensibilità ai campi magnetici così come la percezione intuitiva di bisogni ed emozioni sono abilità naturali per ogni essere umano, spesso dimenticate attraverso il processo di iperintellettualizzazione vissuto crescendo. Esse si sviluppano in maniera direttamente proporzionale alla capacità dell'operatore di vivere il momento presente, sospendere il giudizio e aprire la mente a una realtà percettiva più ampia.

Reintegrare i Lati Ombra

Un buon maestro dovrà aver appreso come essere il più possibile "trasparente" nell'interazione con gli allievi; un buon praticante Reiki dovrà essere cosciente di come la realtà esterna rispecchi quella interiore, oltre che di come creare una sana relazione d'aiuto con coloro che ricevono i trattamenti. Per quanto ogni iniziato abbia il diritto di fare pratica su persone conosciute e vicine a lui, consiglio di rivolgersi a praticanti esperti se si desidera ricevere trattamenti risolutivi per le proprie problematiche.

Un buon operatore pratica meditazione ogni giorno, si dedica costantemente al proprio percorso spirituale, impiega l'autotrattamento per rimanere "energeticamente in forma" e vive a contatto con il cammino che porta alla guarigione, prima di tutto. Ha presumibilmente seguito un percorso di pratica supervisionata per alcuni anni e, solo dopo, decide di mettersi a servizio delle persone bisognose di aiuto.

Reintegrare i propri lati ombra (e lavorare attivamente ogni giorno affinché questo accada) chiude il cerchio perché permette al praticante di espandere la coscienza e quindi, in definitiva, di effettuare trattamenti Reiki più efficaci.

Quando evidenzio questi requisiti, alcune persone esplicitano di non voler fare trattamenti Reiki per mestiere, ma solamente di voler ottenere un beneficio personale. Tornando a quanto già scritto nei capitoli precedenti: non si può ottenere guarigione senza un impegno costante, che eradichi il problema invece di placare temporaneamente i sintomi. Per questa ragione, tali requisiti sono necessari per chiunque voglia impiegare il Reiki Usui a ogni livello, a prescindere dal desiderio di farne una professione o di voler diventare Master e mettersi al servizio degli altri.

Come iniziare o proseguire il proprio cammino affidandosi a un buon maestro? Semplicemente scegliendo chi possa accompagnarti attraverso un intenso percorso di pratica, che preveda almeno un incontro a settimana di scambio Reiki e che contempli la possibilità di rifrequentare i seminari di iniziazione.

Pratica, pratica e pratica sono le parole chiave per conoscere il Reiki in profondità. Nessuno potrà sostituirsi a noi nell'allineare un passo dopo l'altro né potrà spiegarci ciò che dovremo acquisire mediante l'esperienza.

◇

Alcuni colleghi Master dissentirebbero completamente con i concetti espressi in questo capitolo, descrivendo il Reiki Usui come una disciplina nella quale non serve tecnica, dove è necessario solamente mettere da parte l'ego e permettere all'energia universale di agire attraverso il praticante. Se dovessi chiedere come si fa a "mettersi da parte", non ti saprebbero rispondere, perché anche a loro è stato insegnato che non bisogna fare nulla e non serve alcuno sforzo.

Dal punto di vista sostanziale, i tre passaggi descritti in questo capitolo portano esattamente al risultato di "rendersi trasparenti" e divenire un canale puro affinché l'energia universale possa agire attraverso di noi.

Qual è la differenza fra le due visioni, apparentemente opposte? Un puro artificio cognitivo, un punto di vista differente per la medesima realtà. Dobbiamo riuscire ad attraversare le strutture che abbiamo costruito e che impediscono alla nostra parte più saggia di agire liberamente, senza metterci in mezzo.

Si incontrano spesso apparenti contraddizioni negli insegnamenti Reiki, ma derivano semplicemente dal fatto che una tradizione orientale (più essenziale e minimalista) incontra la mente occidentale (che necessita di maggiori spiegazioni, analisi e strategie).

A proposito di apparenti contraddizioni: si sente spesso parlare nel mondo del Reiki del fatto che l'operatore sia "solo un canale". Anche in questo caso, invito a compiere una riflessione che si spinga oltre. Un canale permette il passaggio di ciò che lo attraversa solo se è libero e pulito, quindi mantenuto nelle migliori condizioni (da qui la necessità di praticare meditazione).

Inoltre, l'energia alla quale l'operatore attinge non è qualcosa di estraneo a sé, bensì una qualità che rientra nella sua stessa natura (praticante ed energia sono parte l'uno dell'altra, indissolubilmente, come descritto nell'etimologia della parola Reiki, unione di "Rei" – energia vitale universale – e "Ki" – energia vitale individuale).

La Meditazione

Mi è capitato di incontrare numerosi praticanti che non avevano mai fatto esperienza della meditazione nel loro percorso con il Reiki e questo evidenzia quanta poca attinenza alla tradizione si insegni oggigiorno nei seminari occidentali dedicati a questa disciplina.

Meditare significa allenare la propria coscienza a restare nel momento presente, calmare il brusio mentale condizionato dalle reazioni emotive e dirigere la propria energia psichica all'unico istante che esiste realmente: il qui e ora. Quando meditiamo, rimaniamo in silenzio e ascoltiamo il mondo interiore, lasciando spazio per esprimersi al nostro spirito. La vibrazione del nostro campo magnetico si eleva e questo cambiamento viene descritto come espansione di coscienza. Quest'ultimo beneficio è molto importante per praticare trattamenti Reiki di qualità e per questa ragione la meditazione è un esercizio fondamentale per ogni operatore.

La vita che la maggior parte di noi conduce non è sufficiente per esprimere un'energia di guarigione, per entrare in sintonia profonda con l'altro (o con noi stessi) e coglierne i bisogni reali. Lo stress, i ruoli sociali e il ritmo elevato contrastano con la qualità energetica richiesta per praticare Reiki. Quindi, un buon operatore dovrebbe adeguare il suo stile di vita ai trattamenti che offre (o più semplicemente lasciar espandere il Reiki nella propria esistenza, allineandosi alle necessità naturali del proprio spirito). **Se non svilupperemo più consapevolezza, non saremo in grado di evolvere né come individui né come operatori energetici.**

Ricevere la prima iniziazione dovrebbe portare ad abbracciare un cammino di conoscenza di sé e di innalzamento della propria vibrazione, prendendo un impegno con sé stessi e con un maestro che possa condurci attraverso un percorso che duri almeno qualche anno. Un maestro coscienzioso dovrebbe rifiutarsi di iniziare una persona non disposta a vivere questa responsabilità.

Dopo aver appreso le informazioni fondamentali, ogni neo-operatore dovrebbe dedicarsi alla meditazione e alla pratica dell'autotrattamento ogni giorno.

Le sessioni formali di meditazione costituiscono un allenamento per il muscolo della coscienza e per l'encefalo. Il praticante – attraverso gli incontri di gruppo guidati dal Master e le sessioni casalinghe autonome – diverrà più lucido, capace di concentrarsi, aperto alle intuizioni provenienti da un campo superiore, capace di creare una connessione più profonda con sé stesso e con le persone che si avvicineranno per ricevere trattamenti.

Per massimizzare il beneficio della meditazione sull'equilibrio energetico, l'operatore potrà impiegare qualunque stile utile a fluidificare le energie sottili: focus sui Chakra o sui principali meridiani del corpo, esercizi di Pranayama Yoga e ovviamente il tradizionale Gassho insegnato dal Maestro Usui. Se si preferisce una pratica totalmente libera, verranno in soccorso la meditazione Vipassana o quella Zen, una semplice respirazione o momenti di contemplazione di un paesaggio naturale. All'inizio del percorso – normalmente già nel primo seminario intensivo – il Master insegnerà al futuro operatore alcune meditazioni che possano essere eseguite in autonomia.

Praticare un trattamento Reiki subito dopo aver meditato costituisce il miglior modo per avvicinarsi a un ricevente bisognoso di attenzione e cura. Benché il trattamento possa essere tecnicamente eseguito anche chiacchierando o persino guardando la televisione, restare in silenzio e dedicare un'attenzione meditativa al ricevente ne aumenta l'intensità in maniera esponenziale.

Uno degli equivoci più comuni nell'insegnamento del Reiki è che l'efficacia dei trattamenti non dipenda minimamente dal coinvolgimento del praticante. Pur concordando sulla necessità di alleggerire le preoccupazioni di chi si avvicina alla disciplina, ribadisco sempre l'importanza di prepararsi energeticamente a ogni trattamento, mettendo in gioco una chiara intenzione.

Non posso colpevolizzare quei Master che non insegnano la meditazione e nemmeno credo nella loro malafede: ogni individuo desideroso di trasmettere la disciplina tenderà a riproporre semplicemente ciò che gli è stato insegnato. Spesso il Reiki è una delle prime pratiche che si incontrano nel mondo olistico (poiché apparentemente veloce e adatto a tutti) e un percorso di pochi giorni, seppur funzionale all'iniziazione del praticante, non è certamente sufficiente a tramandare la saggezza necessaria per insegnare.

Poiché molti maestri trascurano la pratica della meditazione, se sei già iniziato al Reiki e desideri recuperare terreno su questo fronte, ti suggerisco di sperimentare la meditazione tradizionale Gassho. È il modo più semplice e attinente al Reiki per mettere l'energia in movimento, prepararsi alla pratica dei trattamenti e sviluppare le proprie qualità interiori.

Meditazione Tradizionale Gassho

Preparazione:

- Siedi comodamente, mantenendo la schiena dritta ma non rigida;
- Poni le mani giunte all'altezza del cuore, in Namasté (i palmi distesi sono a contatto l'uno con l'altro);
- Mantieni la tua attenzione cosciente sulla punta del dito medio di entrambe le mani;

Prima Fase (1 minuto):

- Ripeti ad alta voce o mentalmente i cinque principi morali del Reiki: "Oggi non arrabbiarti. Oggi non preoccuparti. Oggi sii riconoscente. Oggi lavora intensamente attraverso la meditazione. Oggi sii gentile con gli altri";

Seconda Fase (10 minuti):

- Inspira profondamente dal naso, mentre visualizzi una luce dorata e brillante che penetra dolcemente da sopra la testa, percorre la colonna vertebrale e raggiunge l'area addominale;

- Espira lentamente dal naso, mentre visualizzi la medesima luce che dall'area addominale raggiunge la gola e le mani;

Terza Fase (10 minuti):

- Inspira profondamente dal naso, mentre visualizzi una luce dorata e brillante che dalla punta del dito medio di entrambe le mani sale fino al centro della fronte;
- Espira lentamente dal naso, mentre visualizzi la medesima luce che dalla fronte ritorna al cuore e, attraverso le braccia, alla punta delle mani;

Quarta Fase (2 minuti):

Respira in maniera naturale e rimani nella percezione del corpo.

Se desideri effettuare un trattamento o un autotrattamento, prosegui con la centratura e con la pratica.

Per dedicarti ad approfondire la tua conoscenza della meditazione, ti suggerisco il libro *Meditazione: Introduzione alla Pratica di Consapevolezza e alla Mindfulness nella Vita Quotidiana, https://got.am/meditazione*

La Discendenza e gli Stili

La tradizione Reiki Usui ha origine in Giappone nel secolo scorso, quindi in tempi relativamente recenti. L'insegnamento della disciplina era tramandato perlopiù in forma orale, da maestro ad allievo. Nella cultura occidentale viene chiamato semplicemente Reiki, anche se in realtà dovrebbe essere sempre accompagnato dal nome proprio "Usui", per indicare lo specifico lignaggio che ha origine da Mikao Usui.

Infatti, i termini Reiki (che può essere genericamente tradotto come "spirito" o "energia") e Reiki Ryoho ("metodo energetico di guarigione") erano conosciuti prima della nascita di Mikao Usui. Tracce di simili pratiche di guarigione mediante l'imposizione delle mani erano già state rinvenute in culture antiche di millenni (come quella egizia).

Grazie alla rapida propagazione che il Reiki Usui ha avuto in Europa e Stati Uniti – paradossalmente più che in Giappone, dove originariamente avveniva maggiormente in ambito familiare piuttosto che pubblico – molti tendono a distinguere la loro pratica attraverso aggettivi qualificativi supplementari, che in alcuni casi ne evidenziano la modernità e in altri la maggior aderenza alla tradizione. Chi si avvicina al mondo del Reiki Usui, pertanto, sente parlare di Reiki Usui Shiki Ryoho, Reiki Teate, Reiki Tibetano, Reiki Karuna, Komyo Reiki… ma anche di Reiki Arcobaleno, Reiki Angelico o Reiki Universale.

Come districarsi in questa giungla di proposte?

Dopo aver concluso il mio percorso di formazione nello stile Usui Shiki Ryoho (il più comune in Occidente, importato e diffuso da Hawayo Takata che ne ha dichiaratamente adattato le procedure alle necessità locali), ho deciso di esplorare le molte possibilità a disposizione conseguendo nuovamente il Master in Reiki Universale (sintesi di Tibetano, Karuna e Usui Shiki Ryoho) e Reiki Teate (ritenuto molto più simile al Reiki originale praticato da Usui).

Lungo la strada ho avuto modo di confrontarmi direttamente con decine di Master iniziati in altri stili differenti, di praticare come operatore oltre 4.000 trattamenti individuali e riceverne da almeno trecento persone diverse, ho impartito circa 500 iniziazioni in oltre 80 seminari condotti – e queste sono le considerazioni che desidero condividere:

1. Fra uno stile Reiki e l'altro possono intercorrere differenze rilevanti nelle procedure dei

trattamenti, nei simboli insegnati agli operatori e persino nei rituali di iniziazione;

2. Master differenti – anche se iniziati allo stesso stile – riportano informazioni significativamente diverse fra loro, allo stesso tempo negando che questo possa essere possibile e affermando che siano gli altri ad avere torto;

3. La maggior parte degli stili si vanta di essere quello più simile a quanto insegnato originariamente da Usui, affiancando frequentemente al proprio marchio il termine "tradizionale" o persino "originale";

4. Pochi stili di minor diffusione dichiareranno esplicitamente di aver integrato nelle pratiche di Usui nuovi simboli, rituali o tecniche, facendo ricorso in alcuni casi anche a "fonti di energia alternative" (come ad esempio gli Angeli) o a tradizioni parallele a quella di Usui;

5. Gli stili Reiki possono essere suddivisi in due grandi gruppi: quelli di estrazione "occidentale", nel cui lignaggio è presente Hawayo Takata, e quelli di estrazione più "orientale", reimportati dal Giappone da altri allievi diretti di Mikao Usui;

6. La maggior parte dei Master iniziati ha vissuto esperienze molto limitate con il Reiki, formandosi in un solo stile, praticando poche decine di trattamenti durante il proprio cammino e

dedicandosi poco o nulla a impartire nuove iniziazioni.

Nonostante alcuni punti evidenzino rilevanti contraddizioni e possano mettere in difficoltà chi si avvicina al Reiki per la prima volta, aggiungerò ulteriori riflessioni che calmeranno l'animo e faciliteranno una scelta: non ho mai incontrato un Master o un praticante che, secondo la mia sensibilità, operasse in malafede o con la finalità di nuocere. Nella sua essenza, Reiki è sempre Reiki, a prescindere dal nome supplementare che gli venga attribuito e chi lo pratica, pur essendo un essere umano con pregi e difetti, ha sempre l'intenzione di fare del bene.

Infine, ogni allievo incontrerà il maestro di cui ha bisogno, ogni persona troverà l'operatore e lo stile più adatto alle sue necessità – secondo il principio di risonanza e profonda somiglianza che muove questo universo. Perciò non mi preoccuperei tanto di scegliere uno specifico stile, quanto di avere la guida di un insegnante che mi trasmetta competenza ed empatia.

Mi è capitato molte volte che persone già iniziate alla disciplina, magari scontente del percorso vissuto, ripartecipassero a un primo seminario per colmare lacune e fare più pratica. Allo stesso modo, dobbiamo mostrare umiltà e comprendere che la nostra coscienza si sviluppa gradualmente: oggi viviamo ciò per cui siamo pronti e in futuro, quando saremo cresciuti maggiormente, intraprenderemo nuovi percorsi.

Se dopo aver incontrato un operatore o un Master non sei soddisfatto dell'esperienza, prosegui nel tuo cammino. Considera sempre che ciò che ci colpisce (o ci lascia insoddisfazione), ha probabilmente toccato un nostro nervo scoperto e merita almeno di essere oggetto di una profonda riflessione. In ogni caso, non ti far scoraggiare da brutte esperienze – se mai dovessero capitarti – ma continua nella tua ricerca guidato dall'ispirazione. Un nuovo maestro si avvicinerà a te quando sarà il momento, se saprai aspettarlo.

A volte la nostra mente è scontenta, altre volte la nostra pancia è colpita, ma il cuore sa trovare sempre qualcosa di buono nell'esperienza vissuta. Se ne senti il bisogno, continua a nutrire la tua sete di conoscenza e prosegui il tuo percorso in nuove direzioni.

In ogni caso, ti suggerisco di fare esperienza di insegnanti e stili differenti, seguendo ognuno per qualche anno: questo ti aiuterà a essere più malleabile e ad ampliare il tuo punto di vista.

Avrai occasione di crescere anche grazie al confronto con i tuoi colleghi operatori e, soprattutto – indovina un po' – facendo tanta pratica.

La Crescita del Praticante

Nella prassi odierna più comune, il percorso Reiki Usui contempla alcune pietre miliari spesso definite "livelli". Quanti e quali siano i livelli dipende in realtà dallo stile scelto: alcune correnti suddividono il percorso in tre livelli, altri in quattro o sette. Il punto di arrivo, ad ogni modo, è sempre il medesimo. Mi preme sottolineare che queste differenze formali attengono soprattutto al mondo materiale e alle necessità della personalità, non alla sostanza energetica del Reiki. A questo punto, dovrebbe risultare ormai evidente che la forma va adattata alle esigenze dell'allievo e che la chiave sta nell'ampia esperienza conquistata dal Master, assieme alla profonda comprensione di ciò che insegna.

Nelle pagine a seguire descriverò le tappe principali del percorso Reiki in funzione degli obiettivi che ogni praticante dovrebbe via via raggiungere.

Primo Obiettivo: Approccio e Conoscenza Esperienziale dei Trattamenti Reiki

Un individuo desideroso di avvicinarsi al Reiki dovrà innanzitutto comprendere di che cosa si tratti in una dimensione pratica, non solo cognitiva. Riceverà quindi alcuni trattamenti, che avranno anche l'importante scopo di "sgrossare" la sua energia e di affrontare le questioni emotive più superficiali che si porta dietro. In questa fase – che può durare alcune settimane o mesi a seconda del livello energetico individuale – la persona avrà occasione di conoscere meglio il Master e stabilire se possa essere quello giusto per il suo cammino, incontrerà il gruppo di pratica e i partecipanti più assidui, porrà le domande fondamentali e, soprattutto, svilupperà dentro di sé il desiderio di essere iniziata e di praticare trattamenti.

Molto spesso questa prima fase viene saltata a piè pari, perché il Master non offre tale opportunità o perché l'allievo non ne comprende l'importanza. Come già spiegato, l'iniziazione è un rito di passaggio irreversibile ed è pertanto inopportuno che l'aspirante reikista giunga impreparato a questo momento.

In questa fase possono sorgere facilmente resistenze caratteriali alla disciplina o all'insegnante ed è importantissimo che queste vengano affrontate per tempo, affinché non costituiscano un ostacolo in futuro.

L'allievo dovrà aver compreso l'impegno richiesto per le successive fasi del percorso e il Master accertato la sua idoneità energetica a proseguire.

Secondo Obiettivo: la Prima Iniziazione e la Comprensione della Visione Olistica

L'allievo verrà istruito con informazioni fondamentali sulla natura olistica dell'essere umano, affinché possa comprendere la relazione fra corpo, mente, spirito ed emozioni – e l'utilità di Reiki e meditazione per ogni livello. Riceverà le armonizzazioni necessarie per praticare trattamenti locali su di sé e sugli altri, ascolterà i cenni storici sul Reiki e gli verrà spiegata la tecnica di base.

A seconda dello stile, questo obiettivo potrà essere conseguito in un seminario intensivo (della durata di due, tre o quattro giorni) o persino in un percorso di incontri distribuiti in alcune settimane.

Terzo Obiettivo: Pratica nella Cura di Sé e nello Sviluppo della Coscienza

Il reikista appena iniziato si dedicherà alla conoscenza di sé attraverso l'autotrattamento (emanazione di energia rivolta al proprio equilibrio psico-fisico) e la meditazione, confrontandosi periodicamente con il Master di riferimento per fugare eventuali dubbi. Comincerà a osservare la sua esistenza con più consapevolezza, alla luce delle informazioni acquisite e dell'esperienza che si va affinando. Attuerà i cambiamenti necessari per far spazio alle nuove pratiche nella sua vita.

Attraverso l'impegno quotidiano, questo obiettivo potrà essere raggiunto in un tempo variabile fra gli otto mesi e un anno.

Quarto Obiettivo: Esperienza di Pratica Reiki sull'Altro

Il praticante si dedicherà regolarmente a trattamenti Reiki completi su altre persone, preferibilmente familiari e conoscenti a lui vicini, confrontandosi periodicamente con il Master di riferimento. Comincerà ad ascoltare la voce della sua intuizione, a sviluppare sensibilità per le energie differenti e per il vissuto emotivo di altre persone. Partecipando ai gruppi di pratica e scambio Reiki, avrà occasione di confrontarsi con altri operatori esperti, nonché di dare e ricevere Reiki con regolarità. Potrà vivere meditazioni intense e condividere le osservazioni sulla sua esperienza per comprenderla a fondo, si abituerà a gestire le eventuali resistenze incontrate lungo il cammino.

A seconda dell'impegno profuso, questo obiettivo potrà essere conseguito in un tempo variabile fra gli otto mesi e un anno, anche in contemporanea alla pratica su di sé (e quindi al punto precedente).

Quinto Obiettivo: Apertura alla Dimensione Non Locale della Coscienza e Seconda Iniziazione

Il praticante – con alle spalle un'esperienza di almeno un centinaio di trattamenti – comincerà a sviluppare un rapporto più equilibrato fra il mondo fisico (la realtà materiale) e quello della coscienza, riconoscendo la stretta connessione fra ciò che accade su un piano invisibile e contemporaneamente sull'altro più tangibile. Attraverso le informazioni sui simboli tradizionali Reiki, sulla natura di spazio e tempo e sull'uso del Reiki per trattamenti a distanza ("non locali", cioè eseguiti verso altri luoghi), si avvicinerà alla seconda iniziazione e apprenderà come impiegare la sua intenzione cosciente per dirigere i trattamenti. Comprenderà e si assumerà la responsabilità di lavorare su un piano psico-emozionale con l'energia, assimilando i principi basilari dello sviluppo psicologico umano.

A seconda dello stile, questo obiettivo potrà essere conseguito in un seminario intensivo (della durata di uno, due o tre giorni) o in un percorso di incontri distribuiti in alcune settimane.

Sesto Obiettivo: l'Integrazione delle Parti e il Servizio

In questa fase avanzata del percorso, il praticante si impegnerà a lavorare sui propri lati ombra consapevolmente, a intensificare la pratica della meditazione (che dovrà diventare quotidiana) e a portare la conoscenza del Reiki nel suo contesto familiare e di amicizie, permettendo alla disciplina e ai suoi principi morali di espandersi nella propria vita.

La pratica dei trattamenti a distanza dovrà essere sperimentata profusamente, integrando trattamenti locali e non locali. Attraverso l'assidua frequentazione del gruppo di pratica, l'operatore di secondo livello potrà allenarsi a ripetere più volte i trattamenti psico-emozionali sulla stessa persona, osservandola crescere durante il lavoro energetico profondo. Attraverso la pratica di trattamenti completi a estranei e persone che si avvicinano per la prima volta al mondo del Reiki, potrà esplorare le resistenze intellettuali presenti nel mondo *là fuori* e affinare le proprie percezioni intuitive. Infine, in questa fase, allenerà la natura incondizionata della cura che il Reiki può offrire.

Durante quest'anno di pratica intensa, l'operatore sarà invitato a ripetere almeno una seconda volta il seminario di primo livello, per poter ascoltare con orecchie nuove le informazioni basilari con le quali il suo percorso ha avuto inizio, e ad affiancare il proprio Master nell'introdurre nuovi allievi alla disciplina.

Settimo Obiettivo: Il Perfezionamento dello Stile di Vita e il Maestrato

Dopo aver fatto esperienza con le differenti pratiche nei due anni precedenti e perfezionato il proprio stile di vita, l'operatore desideroso di continuare lungo la via del Reiki verrà avviato all'ultima iniziazione e al maestrato (cioè a un anno di tirocinio e preparazione per poter insegnare la via del Reiki agli altri).

Il maestrato si concluderà con l'affrancamento dal proprio Master e con la prima iniziazione impartita a un nuovo allievo.

Durante questa fase di preparazione all'insegnamento, l'operatore sarà invitato a ripetere più volte i seminari di primo e secondo livello, per interiorizzare al meglio le nozioni e soprattutto per viverne ripetutamente l'esperienza energetica.

Le qualità fondamentali per concludere quest'ultimo passo saranno il contatto con la propria saggezza (il "maestro interiore") e la capacità di mettersi interamente a servizio degli altri.

Formazione e Trasformazione

Con la fine del percorso di formazione, avrà inizio per il nuovo Master il momento di maggior *tras*formazione. Anche se questo capitolo potrebbe sembrare meno affascinante per coloro che non sono interessati a insegnare, credo che il racconto della prospettiva del Master possa aiutare anche gli allievi alle prime armi a scegliere la miglior guida possibile.

Ritornando con la memoria ai miei primi anni di Reiki, mi aveva stupito la costanza nel presentarmi agli incontri come se, pur non percependo nulla di particolare, ne fossi molto attratto. I primi tre anni passarono in un lampo, mentre cresceva in me la consapevolezza di quelle nuove percezioni che avevo cominciato a conoscere attraverso gli altri operatori e soprattutto che riuscivo a sentire dentro di me durante i trattamenti.

Fu naturale decidere di intraprendere il percorso per diventare Master Reiki ma, dopo la mia prima richiesta, mi fu rifiutato per molto tempo. Lì per lì non ne capii il motivo, ma la mia Master fu irremovibile e mi fece attendere un anno in più rispetto ai tempi canonici che ho descritto nel capitolo precedente. Quel periodo passò per intero prima che potessi rendermi conto di quel che stava accadendo: stavo imparando ad abbandonare la ricerca, a rinunciare alla meta e non sentirne più il bisogno (pur sapendo che sarebbe accaduto in un prossimo futuro). Ci accorgemmo entrambi quando arrivò il momento giusto. Ero cresciuto molto, avevo sviluppato una sensibilità e un'intuizione che mi consentivano di praticare trattamenti fuori dall'ordinario, di aiutare le persone a guarire dai dolori, dalle frustrazioni e a permettere al loro corpo di fare lo stesso. Ora capivo il perché della lunga attesa. Completai il maestrato il giorno del mio ventinovesimo compleanno e nello stesso momento la mia insegnante, con la quale avevo vissuto l'intero percorso, annunciò che avrebbe concluso la sua attività come Master.

Mi mancò la sua vicinanza, mi mancarono i suoi consigli e le sue risposte, la sua saggezza e quella guida energetica che tanta "leggerezza" mi aveva donato negli anni. Ma, ancora una volta, attraverso quella decisione mi stava insegnando quanto fosse importante lasciar andare gli eventi, permettere alla vita di fare il suo corso e non opporre resistenza alla naturale evoluzione delle cose. Attraverso il rapporto con lei avevo appreso l'essenza del legame fra allievo e maestro, sperimentato la capacità di affidarsi e farsi guidare, di ascoltare al di là delle parole e di essere accompagnato dalla *presenza* e dall'esempio. Molti dei messaggi che lei mi aveva lasciato in consegna li avrei compresi solo negli anni successivi, ritrovandomi a vivere io stesso le difficoltà di essere maestro. Avrei scoperto l'importanza di mantenere una certa distanza dagli allievi, di esserci energeticamente per loro senza farmi coinvolgere emotivamente, di vedere oltre la superficie, le scuse, i falsi bisogni e le lacrime di coccodrillo per riuscire a guardare in faccia la verità. Avrei sbagliato, sbagliato e sbagliato ancora, ad ogni modo, per riuscire a comprendere i più grandi insegnamenti attraverso decine di seminari, percorsi e gruppi di scambio Reiki.

Desidero evidenziare alcune riflessioni fondamentali sull'essere un Master Reiki, che sorgono dall'esperienza e dagli insegnamenti ricevuti.

Se un individuo consegue il Master Reiki – e ha l'ambizione e il desiderio di essere chiamato in questo modo – deve assumersi la responsabilità di trasmettere il Reiki, fare trattamenti, condurre seminari, impartire iniziazioni e soprattutto permettere ai propri allievi di praticare attraverso un gruppo di scambio Reiki.

È legittimo che una persona scelga di prendersi una pausa, di affiancare periodi di attività più intensa ad altri di riflessione, ma chi consegue il Master Reiki deve essere e fare il Master Reiki. Come in ogni iniziazione, indietro non si torna. Non possono essere la pigrizia, le difficoltà e le resistenze interiori (mascherate dalle scuse più disparate) a frenare chi è davvero pronto a questo passo.

Per ovviare a questa responsabilità, in Occidente si impiega spesso l'espediente – secondo me discutibile – di impartire l'ultima iniziazione del percorso Reiki separandola dalla parte del maestrato, permettendo ad alcune persone di ricevere l'armonizzazione, ma di non intraprendere il cammino finale per insegnare.

Divulgare il messaggio del Reiki in qualità di Master richiede coraggio – e anche un pizzico di intraprendenza – ma conseguire l'ultima iniziazione significa accettare questo incarico.

Essere un Master Reiki significa saper essere un maestro, una guida, un individuo in contatto con la propria saggezza, energia e coscienza.

Un Master Reiki dovrebbe essere in grado di insegnare, accompagnare ed esserci lungo tutto il percorso, nella teoria e nella pratica, nei seminari come in gruppi regolari. La sua presenza costituisce una guida energetica per gli allievi ed è in grado di catalizzare l'evoluzione di coscienza delle persone che si rivolgono alla sua saggezza.

Un Master Reiki accetta di vivere la propria vita appieno, facendo ciò che serve per essere allineato alla propria coscienza, ai propri bisogni e alle proprie aspirazioni. Si impegna a realizzarsi come essere umano e spirituale.

Un Master Reiki coscienzioso, che riconosce di non avere alle spalle l'esperienza sufficiente per condurre altre persone pur avendo ricevuto l'ultima iniziazione, fa il possibile per rafforzarla ed essere pronto a vivere la propria missione.

Il maestrato dovrebbe essere personalizzato sulle esigenze del singolo operatore, per permettergli di affrontare i suoi punti deboli e diventare una guida per gli altri.

Un Master Reiki ha scelto di vivere il Reiki e la meditazione come percorso di vita, non come passatempo. Dedicherà quindi la propria vita alla consapevolezza. Questo significa coltivare quotidianamente l'integrazione delle parti (corpo, mente, spirito, emozioni, lati ombra…) e profondere impegno nel mantenere una certa qualità energetica personale.

Non si può chiedere a un Master Reiki di essere arrivato (… arrivato dove, poi? Può davvero esistere una meta nel percorso evolutivo?), ma certamente si dovrebbe ricercare nella sua figura la chiara intenzione di perfezionare ogni giorno la propria esistenza, passo dopo passo.

Diventare Master Reiki è, in un certo senso, una missione che dobbiamo sentire e abbracciare completamente, ma anche una naturale conseguenza per chiunque abbia già vissuto la maggior parte del percorso di iniziazione.

Il Gruppo di Pratica

Nella mia esperienza quadriennale di allievo – e in quella decennale come Master – il gruppo di meditazione e scambio Reiki è il terreno di crescita più importante per ogni iniziato.

Ma perché? Teoricamente le tre qualità del buon reikista di cui ho parlato nel Capitolo 3 (*Il Percorso*) potrebbero essere sviluppate anche in autonomia.

La ragione fondamentale per cui un operatore occidentale dovrebbe frequentare assiduamente un gruppo di pratica, in realtà, riguarda più il suo percorso di guarigione e consapevolezza che non la sua capacità di fare Reiki (anche se i due aspetti evolvono assieme). Se desidero migliorare la mia vita ed essere più sereno e in salute, devo ricordare che ogni cambiamento esteriore corrisponde a un cambiamento energetico interiore. Lungo il percorso, la nostra intenzione sarà il seme, Reiki sarà il concime e noi saremo il terreno in cui quel seme potrà germogliare.

Da un punto di vista concreto, l'operatore che frequenta un gruppo può contare su un maestro e numerosi colleghi con esperienza, vedendo validate le proprie percezioni ed essendo supportato nella pratica.

Su un piano energetico e umano, però, dovrà affrontare anche un cammino impervio, l'unico che può portare a una guarigione radicale. **Nel percorso di consapevolezza, infatti, si incontrano ostacoli che tendiamo a mascherare o fingere differenti da quello che sono.** Ce la raccontiamo, insomma, e lo facciamo tutti.

Quando inizieremo questo viaggio, i nostri bisogni profondi (sopravvivenza, sicurezza, riconoscimento, libertà, realizzazione...) cercheranno di riemergere, ma verranno facilmente sostituiti da altri più effimeri e superficiali. L'energia comincerà a mettersi in movimento e i piccoli cambiamenti si materializzeranno in diatribe con gli altri o potenziali conflitti interiori. Insomma, il Reiki e la meditazione faranno esattamente ciò che ci aspetteremmo: lavoreranno per farci guarire e per generare un equilibrio più sano e sereno, ci aiuteranno a scardinare gli schemi radicati che sotto sotto ci fanno star male. Ma tutto questo incontrerà delle resistenze: le nostre abitudini, la nostra zona di comfort, gli schemi di pensiero e di reazione emotiva, le obiezioni e le aspettative delle persone attorno a noi...

Insomma, in un certo senso ci troveremo soli contro tutto e tutti, non capendo fino in fondo il perché di alcuni nostri comportamenti. Inoltre, determinate forze emotive al nostro interno faranno il possibile per sabotarci e per mantenere lo status quo.

In questo sconvolgimento, una mente poco allenata a notare tali meccanismi tenderà a conformarsi alla normalità e cercherà risposte nell'archivio di ciò che già conosce. Tutto questo potrà concorrere a farci rimanere "malati" (perché la malattia è parte integrante dell'attuale equilibrio che vorremmo cambiare).

Frequentare un gruppo significa confrontarsi con un occhio neutrale in grado di notare dove stiamo persistendo nei nostri schemi, contare su un supporto energetico costante che ci aiuterà nei nostri sforzi, appoggiarci a una mano esperta che ci accompagnerà nei nostri passi di consapevolezza. Tutto questo avverrà paradossalmente nel silenzio di meditazioni e trattamenti Reiki.

Per quanto riguarda l'esperienza vera e propria con il Reiki, il gruppo sarà un bacino di operatori che si dedicheranno amorevolmente a noi, mentre noi apprenderemo come fare lo stesso con loro. Se vorremo crescere come professionisti della relazione d'aiuto, infine, avremo a disposizione tantissime "cavie" da aiutare (elemento tutt'altro che semplice da trovare *là fuori!*).

Se il neo-operatore non riuscirà ad avere il tempo e l'energia per partecipare – e contribuire – alla vita del gruppo, difficilmente otterrà grandi risultati attraverso il Reiki. Forse i fastidi quotidiani più superficiali passeranno con pochi minuti di autotrattamento, probabilmente sarà piacevole rivolgersi ad amici e familiari per mettere alla prova la sua nuova abilità, ma il *miracolo* della guarigione e della serenità interiore richiedono grande energia, che il praticante dovrà nutrire sotto forma di dedizione, tempo e pazienza.

Nella mia esperienza, meno del dieci per cento delle persone che hanno iniziato il percorso con il Reiki Usui hanno avuto il coraggio di proseguirlo attraverso un gruppo di scambio e pratica, ma queste poche persone sono riuscite a toccare con mano la meraviglia dell'evoluzione personale.

Guarigione e Spiritualità

Ogni volta che salgo su un aereo e ascolto la dimostrazione delle misure di sicurezza rimango colpito da una frase: *"In caso di depressurizzazione della cabina, le maschere per l'ossigeno scenderanno dagli scompartimenti sopra la vostra testa. Anche se viaggiate in compagnia di bambini piccoli, ricordate di indossare per primi la maschera e successivamente aiutare loro a fare lo stesso"*. Quell'avviso ci ricorda che, soprattutto in caso di emergenza, dobbiamo sempre pensare prima di tutto alla nostra incolumità. In caso contrario, potremmo trovarci nella condizione di perdere coscienza e di non poter aiutare nessun altro.

Infermieri in *burnout* che seguono i pazienti fino allo sfinimento, genitori sopraffatti dagli impegni incapaci di crescere i figli nella gioia, insegnanti che stentano ad arrivare a fine mese incaricati di occuparsi della preziosa educazione dei più piccoli... la nostra società è ricca di esempi distorti di altruismo. **Nel percorso Reiki, così come nella vita in generale, dovremmo sempre ricordare la necessità di prenderci cura di**

noi stessi prima di tutto (a dispetto di quel condizionamento che istintivamente ci induce a trascurare i nostri bisogni a favore di quelli del prossimo). Tuttavia, dobbiamo imparare a farlo in maniera autentica e profonda: non dobbiamo cadere nel tranello di diventare egocentrici, ma imparare piuttosto a essere *sé-centrici*. I nostri bisogni più autentici devono essere rispettati e assolti.

Alcuni praticanti mi chiedono perché siano tenuti a praticare trattamenti sugli altri, mentre potrebbero dedicarsi solo all'autotrattamento per guarire loro stessi, e la risposta non è affatto banale. **Attraverso l'altro possiamo fare esperienza di energie, emozioni e problemi in maniera oggettiva, possiamo allenarci all'accettazione e alla consapevolezza, senza diventare schiavi di ciò che percepiamo.** Questo meccanismo è così potente perché, a discapito delle differenze superficiali, l'altro ci assomiglia e ci fa da specchio, ci permette di osservare ciò che non siamo in grado di vedere in noi stessi a causa dell'abitudine e dei preconcetti. Dissociandoci dal problema che portiamo dentro e incontrandolo nell'altro, sviluppiamo la capacità di prendercene cura in modo autentico attraverso i trattamenti.

In maniera inconscia e senza alcuno sforzo ci alleniamo all'Amore incondizionato ogni volta che pratichiamo Reiki con uno dei nostri compagni di percorso: pur rimanendo in silenzio, sviluppiamo un contatto profondo e autentico, non mediato dalla personalità. Apprendiamo il significato di Amore con la A maiuscola, privo di distorsioni e dipendenze, e riusciamo gradualmente a portarlo nella nostra vita.

Dopo aver sperimentato questo sentimento di pura dedizione, giunge il momento di rivolgerlo alla parte più profonda di noi. Imparare ad accettarsi e ad amarsi incondizionatamente è il più grande dono che possiamo fare a noi stessi e all'io bambino che, vittima di tante ferite inferte inconsapevolmente dagli altri, cerca l'accudimento senza riserve. Quando scegliamo di dedicare tempo e attenzione a noi stessi attraverso l'autotrattamento, togliamo di mezzo ogni scusa della personalità e ascoltiamo i nostri bisogni per quello che sono. Iniziamo a scardinare il perverso meccanismo che ci fa rivolgere l'attenzione all'esterno per non guardare all'interno, che ci porta a trascurare la persona più importante di tutte, che ha bisogno di noi più di chiunque altro: noi stessi. Ed ecco che mentre impariamo a essere felici, il cerchio si chiude e possiamo davvero aiutare gli altri a fare lo stesso, in maniera autentica e profonda, pur continuando a rispettare i nostri bisogni.

Questo è il vero percorso con Reiki e meditazione, che attraverso gli espedienti della tecnica e del curriculum formativo ho cercato di raccontare in questo libro.

Ascoltare noi stessi, accogliere i nostri bisogni e desideri, riconoscere la nostra missione di vita, prendere contatto con la coscienza e con il nostro potere creativo... tutto questo costituisce il vero significato di spiritualità e ci conduce alla guarigione. Per queste ragioni Reiki è una pratica spirituale, perché ci porta a scoprire noi stessi in profondità e a conoscere il vero significato della nostra vita.

La maggior parte delle persone si avvicina alle discipline olistiche per sopportare meglio il dolore fisico o emotivo, comportandosi come un automobilista che, vedendo una spia rossa accesa sul cruscotto, tenta di spegnerla strappando il filo che la collega al motore, senza rendersi conto che il vero problema è molto più in profondità – e quella spia ce lo sta solo segnalando. Ho assistito a molte guarigioni fisiche, persone che hanno saputo trasformarsi e risolvere ogni genere di malattia attraverso il Reiki e il potere della consapevolezza – e sono grato di averlo potuto testimoniare con i miei occhi. Fra i tanti che iniziano questo cammino, però, solo pochi seguono il filo di Arianna fino a uscire dal labirinto: il malessere è unicamente un sintomo che cerca di comunicare un messaggio molto più importante. Solo se avremo il coraggio di seguirne le tracce troveremo prima il problema reale e infine il più grande tesoro che custodiamo in noi, la ragione autentica che ci conduce inconsapevolmente ad avvicinarci a questo mondo.

Negli anni ho vissuto e visto accadere cose che non avrei mai potuto immaginare e, a distanza di così tanto tempo da quando ho iniziato a esplorare l'universo degli stati alterati di coscienza, continuo a stupirmi ogni giorno dell'esperienza che può scaturire dal nostro mondo interiore.

Ti auguro che Reiki e meditazione possano portare nella tua vita ciò che hanno portato nella mia, che ogni giorno, mese e anno della tua esistenza possa essere motivato dall'entusiasmo per questo percorso di scoperta.

Amore Incondizionato?

Dopo aver sottoposto la prima bozza di questo libro a persone di fiducia (fra cui anche alcune che non avevano avuto esperienze con Reiki e meditazione), due tra le domande che ho ricevuto mi hanno colpito: "Cos'è l'Amore incondizionato?" e "Come si può non essere emotivamente coinvolti provandolo?".

Questo mi ha fatto riflettere sul fatto che nei seminari Reiki non utilizzo mai il termine "amore", mentre in quella prima bozza l'avevo ripetuto ben ventitré volte. Allo stesso modo, non uso spesso la parola "cuore", presente invece undici volte in questo libro. Solitamente non lo faccio di proposito: chi vive trattamenti e meditazioni per alcuni anni sente dentro di sé quell'esperienza (che nella tradizione buddista si avvicina maggiormente al termine "compassione"), mentre chi non lo ha ancora fatto la confonde con l'emozione che normalmente viviamo in famiglia o in coppia.

Per di più, alcune persone che entrano in contatto con il mondo olistico e con il concetto di Amore incondizionato, diventano improvvisamente invasate e – per apparire forse più spirituali agli occhi degli altri – cominciano a salutare con *Namasté* e ad abbracciare chiunque. Ovviamente, questi gesti di per sé non sono negativi, ma lo diventano se la forma non è supportata da una sostanza reale.

Per quanto nell'esperienza umana dell'amore sia presente un barlume di vero Amore, l'emozione che siamo abituati a chiamare con questa parola (e quindi il significato che le attribuiamo) è un incredibile mix di frequenze differenti: fiducia, fedeltà, desiderio, attaccamento, possesso, affetto, reciprocità... Tutte queste sfumature rendono l'amore *condizionato* da bisogni e desideri, quindi distante dalla sua vera essenza.

Quando avvicino le mani a una persona che ha chiesto cura – e quando gli astri si allineano nel giorno giusto – il respiro e la vita cominciano a espandersi; i confini del corpo sembrano diventare più sottili, mentre la mente si calma, come se la distanza fra me e l'altro si riducesse fino a sparire. Non importa più se la persona che ho vicino è uomo o donna, giovane o anziana, se la conosco o no – perché quel contatto è leggero, impalpabile e non più mediato dalla personalità. In quell'istante si crea una bolla, che abbraccia me e lei, dentro la quale si manifesta l'essenza dei due. Ci si conosce in modo autentico. In quel momento passato e futuro, forma e pensiero appaiono come un riflesso lontano, mentre le mani e l'occhio della mente percepiscono il fluire dell'energia nel corpo, nel presente. In quella bolla si manifestano *coscienza, osservazione, capacità di testimoniare quello che la persona sta vivendo* e, se l'equilibrio del corpo lo permette, un movimento accelerato verso la guarigione.

Non mi sognerei mai di chiamare tutto questo semplicemente "amore", se non nel tentativo di richiamare l'esperienza più comune e desiderata da ogni essere umano. Non esiste una singola parola che identifichi quello stato, vi si avvicinano i termini "coscienza" o forse "dio".

Quel sentimento superiore, che viviamo perché lo concediamo a noi stessi (e non per causa o merito dell'altra persona!) è tecnicamente l'energia che può scaturire dal quarto chakra, perché abbiamo abbandonato la paura, ci siamo resi vulnerabili e abbiamo lasciato uscire ciò che siamo davvero.

Per quanto la mente possa indurci a legarci a quella sensazione, dobbiamo imparare a viverla, apprezzarla e riconoscerla come qualcosa che scaturisce da noi. Questo è Reiki, questo viene chiamato *compassione* o *Amore incondizionato*, questo permette la guarigione di corpo, mente e traumi.

Come ho scritto nella prima pagina di questo libro, Reiki è un'esperienza da vivere e non da raccontare. Affinché possa manifestarsi nella sua dirompente e trasformante forza, dobbiamo scardinare le catene che ci appesantiscono, mettere da parte i limiti della personalità, chiudere il libro e iniziare a praticare.

Appendice I: Risposte alle Domande Pratiche Più Frequenti

Per ogni stile Reiki – e ogni singolo Master – ci sono probabilmente risposte diverse alle domande più frequenti poste dai praticanti, desiderosi di approfondire e migliorare i loro trattamenti. Questo non deve stupire per almeno due motivi: il primo è che ogni insegnante ha sviluppato un'esperienza diversa, supportata da una propria qualità energetica. Inoltre, il livello evolutivo di chi chiede merita risposte appropriate, che andrebbero considerate ben al di là dell'essere "giuste" o "sbagliate".

In questo capitolo, pertanto, tratterò brevemente le questioni pratiche più controverse nel mondo del Reiki, cercando di fornire al lettore il mio punto di vista dettato ovviamente dalle esperienze di cui ho raccontato finora e dalla mia personale sensibilità alla dimensione energetica.

L'iniziazione è davvero necessaria per poter praticare Reiki? Chiunque può riceverla? Chiunque può praticare Reiki?

Per quanto esistano molteplici discipline di guarigione energetica che non la richiedono, per praticare Reiki Usui serve necessariamente un'iniziazione impartita da un Master, che a sua volta sia stato iniziato e possa trasmettere l'eredità del lignaggio di Mikao Usui.

Chiunque può ricevere la prima iniziazione e praticare senza specifici prerequisiti naturali. Ciò non toglie, come già descritto, che arrivare psicologicamente, energeticamente ed emotivamente preparati al momento dell'iniziazione è davvero molto importante. Le necessità di ogni aspirante reikista dovranno essere valutate dal Master di riferimento e il momento opportuno per l'iniziazione stabilito di comune accordo.

Una prima iniziazione non si nega a nessuno, ma il discorso cambia nei livelli successivi, per i quali il praticante dovrà già aver raggiunto un opportuno stato di coscienza.

Quanti trattamenti servono per guarire?

Poiché il cambiamento interiore necessario a modificare l'equilibrio biochimico del corpo varia da persona a persona, a seconda del disagio e del reale desiderio di cambiare, non è possibile prevedere quanti trattamenti siano utili per catalizzare il processo di autoguarigione in un caso specifico.

Un mal di testa può essere risolto in pochi istanti, così come dolori mestruali, mal di schiena e disagi originati da lievi disequilibri momentanei. Più la patologia risulta significativa per la persona e più tempo servirà per risolverla, perché sarà evidente una necessità profonda di cambiamento. In alcuni casi, com'è ovvio, l'intervento chirurgico, farmacologico o d'urgenza è imprescindibile, poiché in caso contrario la persona potrebbe non risolvere i sintomi in tempo per sopravvivere.

Per quanto concerne un disagio psicologico ed emotivo, il sollievo è talvolta solo momentaneo e può richiedere più sessioni per stabilizzarsi. In molti casi, suggerisco alla persona di non rimanere soggetto passivo nella ricezione dei soli trattamenti, ma di assumersi la responsabilità del suo percorso di guarigione diventando praticante.

Nessun terapeuta coscienzioso (così come nessun medico) dovrebbe promettere una guarigione, pur avendo riscontrato numerose risoluzioni definitive anche con un solo trattamento.

Durante il trattamento, quanto tempo devo rimanere su una singola parte del corpo prima di cambiare posizione?

Durante l'esecuzione di un trattamento, ogni posizione dovrebbe essere mantenuta per tutto il tempo necessario, a totale discrezione dell'operatore coinvolto e delle sue percezioni. Si suggerisce di iniziare da un minimo di tre minuti, ma ragionevolmente ogni posizione verrà mantenuta per un tempo diverso. È frequente la necessità di tornare più volte sul medesimo punto, così come di trattarlo congiuntamente ad altri.

Chi riceve un trattamento Reiki deve crederci per ottenere un beneficio?

No, non è richiesto che la persona che riceve il trattamento "creda" nella tecnica, benché questo possa essere utile e possa concorrere a una più rapida ed efficace guarigione.

È legittimo farsi pagare per un trattamento o per un'iniziazione?

Ogni volta che si entra nel merito di questioni strettamente morali è importante affidarsi alla propria soggettiva opinione per una decisione consapevole. Nel caso specifico, molte persone attribuiscono al denaro un significato che è in conflitto, nella loro visione del mondo, con la spiritualità.

Pertanto, se la persona ritiene che sia giusto o persino necessario un riconoscimento in denaro (o in qualunque altra forma), sarà importante farlo presente e concordarlo con la controparte. Se, al contrario, la persona riterrà superfluo o persino dannoso un compenso pecuniario, farà meglio a evitarlo.

È opportuno tenere in considerazione, però, che quando uno scambio non viene esplicitamente concordato, esso tende comunque a manifestarsi in maniera inconsapevole. Ci sono persone che, pur non richiedendo alcun compenso, cercano gratificazioni dell'ego e legami non necessariamente sani. Per questo, al fine di sviluppare un rapporto trasparente, ho sempre preferito mettere in chiaro questo aspetto prima di ogni esperienza relativa al Reiki.

Ritengo doveroso far presente, inoltre, che numerose ricerche scientifiche – come anche la mia personale esperienza del mondo energetico – dimostrano che l'efficacia di qualunque terapia è commisurata al contributo di chi ne dovrà trarre beneficio. Per questa ragione, suggerisco caldamente che ogni trattamento o iniziazione sia sempre oggetto di uno scambio equo e consapevole.

Il trattamento Reiki presenta controindicazioni o effetti collaterali?

A mio parere, non esistono condizioni preesistenti che possano costituire un ostacolo o presentare controindicazioni nel ricevere un trattamento Reiki.

Tradizionalmente si insegna ad agire con particolare cautela solo nel caso in cui una persona abbia appena subìto un grave trauma fisico, evitando di sovraccaricare energeticamente l'organo cardiaco e trattandolo quindi a distanza di alcuni centimetri, per un tempo limitato.

Per quanto concerne gli effetti collaterali, è possibile (seppur raro) che il ricevente sperimenti fastidi fisici o disagi emotivi a seguito di un trattamento intenso. Come già spiegato, questi non dovrebbero essere considerati come conseguenze oggettivamente negative, ma solo come temporanei segnali di attenzione che suscitino ulteriore consapevolezza e, possibilmente, che diventino oggetto di un secondo trattamento il giorno successivo.

Quanto deve durare un buon trattamento individuale?

Da un minimo di 20 a un massimo di 90 minuti. Suggerisco a ogni operatore di regolare secondo la sua sensibilità il tempo dedicato a ogni trattamento, poiché differenti qualità energetiche possono rendere il trattamento più o meno intenso per il ricevente.

Personalmente non sento il bisogno di superare i 40-45 minuti e cerco, ove possibile, di non scendere sotto i 20 minuti.

Un trattamento può essere ripetuto ogni settimana, più volte a settimana, ogni giorno o persino due volte al giorno. Consiglio sempre di portare a termine un minimo di quattro trattamenti per persona, per stabilizzare il cambiamento energetico iniziato con il primo. In alcuni casi, per giungere a una solida guarigione, può essere necessario ripetere il trattamento ogni giorno per alcuni mesi.

Quanti trattamenti può condurre un operatore senza stancarsi o "scaricarsi"?

Racconto spesso ai nuovi iniziati quanto fosse difficile per me, nei primi anni di pratica, portare a termine due o tre trattamenti consecutivi. Percepivo la stanchezza mentale, più che fisica, e il fastidio di rimanere a occhi chiusi per oltre due ore consecutive.

Al di là di questo genere di resistenze superficiali, che tendono a svanire con l'abitudine, non esiste un limite reale al numero di trattamenti che si possono eseguire, poiché l'operatore ne trae beneficio tanto quanto il ricevente.

L'essere umano è un generatore infinito di energia e non necessita di alcuna "ricarica". Durante la pratica di un trattamento Reiki non stiamo togliendo alcunché a noi stessi, al contrario, veniamo a nostra volta nutriti dalla pratica.

Se, tuttavia, sarò fermamente convinto del contrario e otterrò benefici inconsci dal limitare la mia pratica di operatore Reiki, il mio sistema mente-corpo potrà manifestare disagi come effetto nocebo.

Durante un trattamento è più opportuno tenere le mani a contatto con il corpo del ricevente oppure mantenere alcuni centimetri di distanza?

Personalmente insegno ai nuovi praticanti a tenere le mani lievemente a contatto con il ricevente durante l'intero trattamento. Pur non essendo strettamente necessario, in questo modo l'operatore può riuscire ad avere più percezioni e il ricevente si sente costantemente accompagnato nel silenzioso processo in atto.

Solo nel caso in cui la persona sottoposta al trattamento non gradisca essere toccata (e me lo comunichi esplicitamente) eviterò di appoggiare le mani al corpo.

Poiché il ricevente può rimanere vestito e viene trasmessa la chiara intenzione dell'operatore, il trattamento non potrà che essere percepito piacevolmente, se l'operatore sarà ben centrato. Anche le persone che normalmente non gradiscono essere toccate da sconosciuti apprezzano il leggero contatto fisico durante i trattamenti Reiki.

Com'è possibile che un trattamento possa essere condotto anche a distanza?

Nello stesso modo in cui il tuo cellulare o la tua televisione possono comunicare con stazioni trasmittenti lontanissime.

La coscienza non soffre dei limiti della realtà materiale e, come insegna la meccanica quantistica attraverso il principio dell'entanglement, due corpi armonizzati fra loro possono comunicare istantaneamente a grandissime distanze.

Un trattamento locale e uno non locale (a distanza) possono offrire lo stesso beneficio?

In linea generale, quando possibile, suggerisco un mix di trattamenti locali e non locali per poter offrire a chi ne ha bisogno un percorso integrato e senza ostacoli logistici.

I trattamenti a distanza (solitamente più brevi) operano maggiormente su una dimensione astrale-emozionale, pertanto è preferibile alternarli soprattutto in caso di malattie o problemi rilevanti.

L'operatore Reiki può essere esposto a energie negative durante la pratica? E chi riceve il trattamento?

Innanzitutto, a dire il vero, non esistono "energie negative". Le energie, nella loro dimensione fisica, possono avere alta o bassa frequenza, maggiore o minore lunghezza d'onda, ma non hanno caratteristiche che possano permetterci di classificarle come positive o negative. L'essere umano può giudicare un'energia come positiva o negativa in funzione di ciò che prova. Come spiegato nei capitoli precedenti, tuttavia, la sensazione negativa dipende da quanto originariamente vissuto in occasione del trauma. Quando avremo reintegrato un lato ombra, smetteremo di percepirlo come negativo e inizieremo ad accettarlo incondizionatamente.

Nell'effettuare o ricevere un trattamento non possiamo "acquisire" niente che non faccia già parte di noi. Potremmo percepire un'emozione dimenticata, entrare in contatto con un ricordo appartenente al ricevente o entrare in risonanza con una qualità energetica che non siamo abituati a gestire.

L'esperienza del trattamento Reiki è, nella quasi totalità dei casi, un'esperienza molto piacevole e rilassante. In alcune situazioni può portare a galla ricordi sopiti, che potremmo non gradire. La centratura (stato energetico) del praticante garantisce la totale sicurezza per entrambi gli attori del processo.

In definitiva, in nessun caso il trattamento può nuocere all'operatore o al ricevente.

Come iniziare un trattamento Reiki? Come fare se non pratico da molto tempo?

La centratura sul quarto chakra, compiuta dall'operatore per sintonizzarsi sull'energia Reiki, è l'unico requisito fondamentale per poter praticare un trattamento (oltre ad aver ricevuto l'iniziazione una volta nella vita).

Tengo a sottolineare che la centratura non è il gesto rituale di portare le mani al centro del petto, bensì lo stato di coscienza che l'operatore acquisisce attraverso quel gesto. Come ogni cambiamento di stato energetico, pertanto, potrà richiedere alcuni secondi o minuti. Solo quando il praticante si sentirà pronto potrà effettivamente iniziare.

Quando non si pratica Reiki da molto tempo, può capitare di non percepire il fluire dell'energia nel corpo. Questa è la naturale conseguenza di uno stato di minor sensibilità o di un'effettiva maggior stagnazione dell'energia. Suggerisco in questo caso di riprendere prima di tutto le meditazioni giornaliere (in particolar modo la pratica Gassho), per poi passare all'autotrattamento e infine ai trattamenti su altre persone. Nella maggior parte dei casi, ad ogni modo, il limite percepito è molto più psicologico che reale.

Ho volutamente scelto di non trattare alcuni aspetti della teoria Reiki in queste pagine, poiché sostanzialmente differenti fra uno stile e l'altro e spesso fonte di inutili dibattiti.

Se avessi una domanda specifica o un tema inerente al Reiki e alla meditazione sul quale desideri confrontarti, ti invito a contattarmi all'e-mail info@got.am.

Appendice II: Le Tracce Storiche su Mikao Usui

Si tramanda che Mikao Usui fosse un monaco cristiano nato in Giappone nella seconda metà del XIX secolo, il 15 agosto del 1865. A seguito di un'intensa esperienza spirituale, nel marzo del 1922, Usui codificò la tecnica di guarigione naturale oggi conosciuta come Reiki Usui.

Si narra che Usui fosse salito sul monte Kurama in meditazione e digiuno per trovare risposta alla domanda di uno dei suoi studenti su come i Maestri Ascesi potessero guarire con le mani. Dopo 21 giorni, in presenza di una grande luce, ricevette intuitivamente i simboli Reiki – tutt'oggi utilizzati e insegnati – e facendo ritorno dal suo ritiro si rese conto di aver appreso il metodo di guarigione.

Nel 1925, Usui venne in contatto con il Dott. Hayashi, grazie al quale aprì la prima "clinica Reiki".

Dopo la morte di Usui, nel 1926, Hayashi conobbe Hawayo Takata, alla quale si deve la diffusione del

Reiki in Occidente, per mezzo dell'iniziazione di 22 maestri.

Le attuali conoscenze occidentali sul Reiki Usui derivano da quanto tramandato da Hawayo Takata a Phyllis Lei Furumoto, ex presidente della Reiki Alliance (una delle più importanti organizzazioni internazionali dedite alla diffusione del Reiki), recentemente scomparsa.

Così Hawayo Takata narrava ai suoi studenti:

Mikao Usui era un monaco cristiano e, come ogni domenica, si apprestava a officiare la regolare cerimonia nella cappella del collegio maschile di cui era anche il rettore. Uno degli studenti si alzò in piedi, chiese il permesso di parlare e quando gli fu accordato disse: "Parlo in nome degli studenti che hanno concluso gli studi e lasceranno la scuola per andare nel mondo. Noi siamo giovani e abbiamo tutta la vita davanti a noi, ma abbiamo anche molti dubbi e timori e vorremmo delle rassicurazioni. Per anni abbiamo studiato in questo collegio e conosciamo la Bibbia, sappiamo che Gesù Cristo operava miracoli, perché le persone credessero in lui. Ma noi non abbiamo mai assistito ad alcun miracolo e ci chiediamo che cosa significa credere in Dio.

In tutti questi anni, Dottor Usui, Lei è stato il nostro insegnante e la nostra guida, conosciamo la Sua fede profonda nelle Sacre Scritture, ma noi non abbiamo la Sua fede. Per favore, la preghiamo di darci una dimostrazione che ciò che è scritto corrisponde a verità". Usui disse che era vero, che era un buon cristiano e che aveva un'assoluta fiducia nelle parole di Cristo, che esistevano testimonianze storiche e opere teologiche che dimostravano le capacità taumaturgiche di Cristo e l'esistenza dei miracoli.

Ma lo studente continuò: "Noi la onoriamo e la rispettiamo come nostro Maestro, ma tra poco noi saremo fuori di qui e dovremo cavarcela da soli. Noi le chiediamo di farci vedere come si fa a restituire la vista a un cieco, a guarire un lebbroso o a resuscitare un morto". Usui rispose che questo non poteva farlo, perché nessuno glielo aveva insegnato.

Lo studente riprese a parlare con un velo di amarezza: "Noi la ringraziamo per tutto quello che ci ha insegnato, ma ora sappiamo che la Sua fede è una fede cieca e noi non vogliamo credere ciecamente a qualcosa, vogliamo fatti e dimostrazioni tangibili, vogliamo essere certi che quello che facciamo o diciamo esiste davvero. Lei ha ricevuto in dono questa fede assoluta e ha vissuto a lungo per rafforzarla, ma questo riguarda la Sua vita. Noi stiamo iniziando la nostra e abbiamo bisogno almeno di una dimostrazione per continuare a credere in Lei e nei Suoi insegnamenti e avere un giorno la Sua stessa fede".

Usui disse che non poteva mostrare alcuna guarigione in quel momento e non volle proseguire oltre la discussione. Ma le parole dello studente lo avevano profondamente colpito e dopo un lungo silenzio aggiunse: "Bene, dunque. Io non posso dimostrarvi nulla, in questo momento, ma un giorno ve lo proverò. E per fare questo fin da ora rassegno le mie dimissioni da ogni incarico e parto alla ricerca del segreto della guarigione. E quando lo troverò, ritornerò e ve lo dimostrerò".

Per sette anni approfondì i suoi studi sul Cristianesimo, sulla Bibbia, sul Buddismo e studiò altre religioni e filosofie.

Si recò dunque nei monasteri chiedendo ai monaci se fosse vero che nei Sutra si parlasse del potere di guarire le malattie, ma la risposta era quasi sempre la stessa: "Sì, certo, è scritto che il Buddha guariva i lebbrosi appoggiando le mani sul loro corpo, ma noi monaci buddisti riteniamo che tutto dipenda dalla mente e non possiamo dedicare molto tempo al corpo.

Certo è importante mangiare e bere moderatamente, occuparsi di essere in salute ed essere rispettosi della vita, ma quello che ci preme innanzi tutto è la salute dello spirito. Per questo noi trascorriamo lunghe ore in meditazione o pregando, per trascendere il corpo e sviluppare le facoltà della mente".

Ogni volta Usui faceva un inchino, ringraziava e si recava nel monastero successivo. Trascorsero mesi di ricerche. Usui continuava instancabilmente fiducioso la sua ricerca.

Finalmente giunse in un Tempio Zen, fu accolto con benevolenza, gli fu accordato il permesso di leggere i Sutra e di partecipare alle sedute di meditazione con i monaci.

Effettuò ricerche sui testi cinesi e indiani e fu proprio nei testi originari dei Sutra, scritti nell'antica lingua Sanscrita, che Usui trovò il metodo. Gli apparve semplice e chiaro, il suo contenuto era stato scritto 2500 anni prima. Particolari insegnamenti li trasse dal Sutra del Cuore. Usui parlò con il monaco che dirigeva il monastero Zen: "Andrò sul monte Koriyama e mi sottoporrò alla prova per ventun giorni. Digiunerò e mediterò. Se il ventiduesimo giorno non sarò ritornato, mandate a cercare il mio corpo perché vorrà dire che sono morto". E partì.

Scelse un luogo vicino a un corso d'acqua, si sedette sotto un grande cedro e iniziò la meditazione. Posò davanti a sé ventun sassolini e ogni giorno che passava ne eliminava uno. Egli sapeva che doveva aspettare finché fosse accaduto qualcosa, ma non sapeva cosa.

In quei giorni leggeva le Scritture, recitava i Sutra, meditava e beveva solo acqua. Stava per sopraggiungere l'alba del ventunesimo giorno, Usui si accingeva a effettuare l'ultima meditazione quando aprì gli occhi e vide in lontananza una piccola luce tremolante, simile alla fiamma di una candela.

La luce si avvicinava, puntando alla sua fronte. Ne ebbe paura, pensò di evitarla o di chiudere gli occhi, ma intuì che quella era la prova che stava aspettando e così rimase a fissarla. In un attimo la luce lo illuminò in mezzo alla fronte e l'impatto fu tanto forte che Usui cadde. Ancora stordito dalla forza dell'evento, vide davanti a sé milioni e milioni di sfere di luce muoversi, notò che avevano i sette colori dell'arcobaleno e vide pulsare davanti ai suoi occhi le parole che aveva appreso quando leggeva il testo sanscrito: "Ricordati, Ricordati. È Così. Ricordati".

Usui non avvertiva più dolore, paura, fame, stanchezza e sentì che quel giorno aveva ricevuto la benedizione. In quel momento disse: "Ora posso aprire gli occhi e gettare l'ultimo sasso". Si alzò e riprendendo il cammino di ritorno si accorse che le sue gambe erano forti e i piedi stabili. "Questo è il primo miracolo!" pensò, "Mi sento sazio e riposato".

Scendendo dalla montagna, inciampò in una roccia e si ferì un dito del piede, l'unghia era staccata, la ferita sanguinava e gli doleva molto. Istintivamente *afferrò il dito con la mano e poco dopo sentì un profondo calore entrare nella ferita. Dopodiché Il dolore scomparve e il sangue smise di uscire. "Questo è il secondo miracolo" pensò. E continuò il cammino.*

Giunse a una locanda e si fermò per ritemprarsi. La figlia del padrone della locanda aveva un terribile mal di denti e da settimane piangeva dal dolore. Usui le mise le mani sulle sue guance e in breve il dolore svanì. La ragazza incredula e felice lo ringraziò.

Verso sera fu di ritorno al monastero ed era desideroso di incontrare il monaco per condividere con lui quanto accaduto, ma il monaco era in preda a un violento attacco di mal di schiena.

Usui andò a trovarlo nella sua piccola stanza e, mentre gli raccontava la sua esperienza, appoggiò le mani sulla sua schiena. Gli disse del digiuno, della lunga attesa, della luce e di come era andata la giornata. Terminato il racconto, Usui fece per congedarsi, ma il monaco dopo un attimo di stupore disse: "Il dolore non c'è più, potrò dormire finalmente! Mi sento meravigliosamente e pieno di energia! Così è questo che tu chiami Reiki!".

Successivamente Usui decise di utilizzare e diffondere Reiki dove più ce n'era bisogno, ovvero nei sobborghi di Kyoto, nel quartiere dei mendicanti. Lì si stabilì per diversi anni e perfezionò la tecnica della guarigione:

scoprì che i giovani guarivano più in fretta, bastavano pochi giorni di trattamento, mentre i più anziani necessitavano di settimane, a volte di mesi di applicazioni di Reiki.

Egli lavorava instancabilmente e, a poco a poco, molti guarivano, si recavano in città, trovavano un lavoro e trasformavano la loro vita. Ma un giorno, mentre Usui girava per il sobborgo, vide che le persone che aveva curato e che avevano cambiato vita desideravano tornare a fare i mendicanti. Usui vide il lavoro di anni vanificarsi in un attimo e disse tra sé e sé: "Cosa ho fatto? Io non ho salvato una sola anima! Dunque, è vero che la mente è più importante del corpo. Così ho fallito, completamente fallito? Se avessi pensato prima di tutto a guarire il loro spirito e poi il loro corpo forse non sarebbe andata così". Era deluso e amareggiato.

Chiese ai mendicanti il motivo del loro desiderio di tornare e uno rispose: "Chiedere l'elemosina è un mestiere facile, non preoccupa; è più facile trovare qualcosa da mangiare e un posto dove dormire che lavorare tutto il giorno". Usui commentò: "Ingrati, siete avidi, volete tutto per voi e non siete disposti a dare nulla in cambio: ecco perché siete di nuovo nel fango. Siete solo capaci di chiedere ma non conoscete gratitudine né generosità".

Ma gli anni di lavoro nei sobborghi non erano stati vani: ora egli sapeva che non bastava guarire il corpo ma occorreva anche insegnare la gratitudine per la vita, l'onestà, la generosità e a ringraziare per i doni di ogni giorno.

◇

Molti dubbi sono stati espressi sulla storia di Mikao Usui tramandata da Hawayo Takata, come ad esempio che egli non fosse realmente un monaco cristiano. Tuttavia, la sua esistenza reale è stata accertata anche attraverso il ritrovamento di una stele funeraria in un cimitero pubblico presso il Tempio Saihoji.

Di seguito l'iscrizione commemorativa su di essa riportata.

Colui che pratica la meditazione e lavora assiduamente per migliorare il corpo e la mente allo scopo di diventare una persona migliore è chiamato "uomo di grande spirito". Coloro che utilizzano quel grande spirito per uno scopo sociale, cioè per insegnare la retta via a molte persone e per fare il bene collettivo, sono chiamati "insegnanti". Mikao Usui era un insegnante di questo genere. Egli ha insegnato il Reiki dell'energia universale. Innumerevoli persone gli hanno chiesto di insegnar loro la grande via del Reiki e di guarirli.

Mikao Usui nacque nel primo anno del periodo Keio, chiamato Keio Gunnen, il 15 agosto 1865. Il suo primo nome era Mikao e il secondo viene pronunciato Kyoho.

Egli era nato nel villaggio di Yago nel distretto Yamagata della prefettura di Gifu. Il nome del suo antenato è Tsunetane Chiba. Il nome di suo padre era Uzaemon. Il cognome di sua madre era Kaweai. Da quanto si sa, egli era uno studente dotato e molto zelante. Da adulto viaggiò in molti paesi occidentali e in Cina per studiare; lavorò duramente, ma a un certo punto incappò in una qualche sfortuna. Ciò nonostante non si arrese e addestrò sé stesso molto intensamente.

Un giorno si recò sul Monte Kurama per un ritiro di 21 giorni in cui digiunare e meditare. Al termine di questo periodo egli sentì improvvisamente la grande energia di Reiki sulla sommità della propria testa, il che condusse al sistema di guarigione Reiki. Inizialmente egli usò Reiki su sé stesso, quindi lo provò sui propri famigliari. Poiché funzionava bene per diversi disturbi, egli decise di condividere questa conoscenza con un pubblico più ampio. Aprì una clinica ad Harajuku, Aoyama, Tokyo nell'aprile dell'undicesimo anno del periodo Taisho (1922). Non solo trattò innumerevoli pazienti, molti dei quali giungevano da molto lontano, ma ospitò anche seminari con i quali diffondere il suo sapere.

Nel settembre del dodicesimo anno del periodo Taisho (1923), il devastante terremoto Kanto sconvolse Tokyo. Migliaia di persone rimasero uccise, ferite o si ammalarono per le sue conseguenze. Mikao Usui pianse per la sua gente, ma portò anche Reiki nella città devastata e ne utilizzò i poteri di guarigione per le vittime sopravvissute. La sua clinica divenne ben presto troppo piccola per gestire il flusso di pazienti, perciò nel febbraio del quattordicesimo anno del periodo Taisho (1925) egli ne costruì una nuova fuori Tokyo, a Nakano.

La sua fama si diffuse rapidamente in tutto il Giappone, e allo stesso modo si moltiplicarono gli inviti a recarsi in luoghi lontani per curare molti disturbi. Una volta andò a Kure, un'altra nella prefettura di Hiroshima, quindi in quelle di Saga e di Fukuyama. Fu durante il soggiorno a Fukuyama che venne colpito da un attacco fatale il 9 marzo del quindicesimo anno del periodo Taisho (1926). Aveva 62 anni.

Mikao Usui aveva una moglie di nome Sadako, il cui nome da ragazza era Suzuki. Essi ebbero un figlio e una figlia. Il figlio, Fuji Usui, si incaricò degli affari di famiglia dopo la morte di Usui.

Mikao Usui era una persona molto calda, semplice e umile. Godeva di buona salute fisica ed era ben proporzionato. Non si metteva mai in mostra e sul suo volto c'era sempre un sorriso, inoltre fu sempre coraggioso di fronte alle avversità. Al tempo stesso egli era una persona molto prudente. I suoi talenti erano numerosi. Gli piaceva leggere e la sua conoscenza della medicina, della psicologia, della màntica e della teologia di religioni di tutto il mondo era vasta. La sua abitudine, lunga quanto la sua vita, allo studio e alla raccolta di informazioni lo aiutò a pavimentare il sentiero verso la percezione e la comprensione di Reiki.

Reiki non solo guarisce le malattie, ma amplifica le abilità innate, riequilibra lo spirito, rende sano il corpo e in questo modo aiuta a raggiungere la felicità. Per insegnare tutto ciò agli altri dovreste seguire i cinque principi dell'Imperatore Meiji e contemplarli nel vostro cuore. Dovrebbero essere recitati quotidianamente, una volta al mattino e una volta alla sera.

Oggi non arrabbiarti. Oggi non preoccuparti. Oggi sii riconoscente. Oggi lavora intensamente attraverso la meditazione. Oggi sii gentile con gli altri.

L'obiettivo finale è quello di comprendere l'antico e segreto metodo Reiki per ottenere la felicità e al contempo scoprire una cura adatta a molte malattie. Se seguirete questi principi, otterrete la grande tranquillità mentale degli antichi saggi. Per cominciare a diffondere il sistema Reiki, è importante *che iniziate da voi stessi, non partite da un qualcosa di lontano, come la filosofia o la logica.*

Sedetevi nell'immobilità e nel silenzio ogni mattino e ogni sera tenendo le mani giunte in Namasté. Seguite i grandi principi e mantenetevi puliti e calmi. Lavorate nel vostro cuore e fate le cose dallo spazio tranquillo dentro di voi. Chiunque può accedere a Reiki perché inizia da dentro sé stessi!

I paradigmi filosofici stanno cambiando il mondo. Se Reiki potrà essere diffuso in tutto il pianeta, toccherà i cuori umani e le morali della società. Sarà d'aiuto per molte persone, non solo guarendo malattie, ma aiutando la Terra intera.

Oltre 2000 persone hanno imparato Reiki da Mikao Usui. Ancor più l'hanno imparato dai suoi allievi anziani che hanno portato avanti Reiki. Ora, dopo la morte di Mikao Usui, Reiki continuerà a diffondersi sempre più lontano. Aver ricevuto Reiki da Mikao Usui ed essere in grado di passarlo ad altri è una benedizione universale. Molti degli studenti di Mikao Usui si sono uniti per costruire questo memoriale qui al Tempio Saihoji nel distretto di Toyotoma.

Mi è stato chiesto di scrivere queste parole per mantenere vivo il suo grande lavoro e vorrei dire a tutti i suoi discepoli che sono onorato di essere stato prescelto per questo compito. Possano in molti comprendere quale grande servizio Mikao Usui ha reso al mondo.

Invito Accademia GOTAM

Accademia GOTAM raccoglie l'esperienza di quindici anni del suo fondatore, Marco Cattaneo GOTAM, nell'ambito dell'insegnamento di Reiki, meditazione e sviluppo personale e offre, per la prima volta in Italia, percorsi guidati quotidiani attraverso sessioni personali, di gruppo e corsi sempre a disposizione. All'interno sono presenti oltre 150 pratiche guidate di meditazione, nonché 250 ore di corsi per praticanti di ogni livello di esperienza. L'Accademia GOTAM offre la possibilità originale di praticare meditazione e coltivare la propria evoluzione personale ogni giorno, sfruttando le possibilità che ci offre Internet e affiancando alle sessioni dal vivo le pratiche più utili da vivere nella comodità del luogo in cui ti trovi. Pur essendo il Reiki una disciplina che necessita di essere vissuta attraverso l'esperienza dal vivo, gli operatori Reiki troveranno all'interno dell'Accademia il gruppo di scambio Reiki e meditazione a distanza, nonché la didattica di tutti i livelli Reiki già conseguiti da riascoltare.

https://www.AccademiaDiMeditazione.it

Marco Cattaneo GOTAM

Reiki, Meditazione, Massaggio

Seminari e Sessioni Individuali a Roma, Milano, Torino, Bologna e Gran Canaria e, in casi specifici da valutare, a distanza.

www.marcocattaneo.it

Biografia dell'Autore

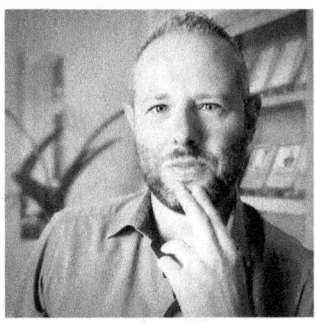

Marco Cattaneo GOTAM, Ipnotista, Maestro di Meditazione e Mindfulness, Master Reiki. Ha dedicato diciotto anni a pratiche di sviluppo personale, entrando in contatto con molte discipline per il benessere di corpo, mente, emozioni e spirito.

Dal 2008 al 2022 ha erogato 160 seminari intensivi, 250 workshop brevi e aiutato persone in oltre 5.400 sessioni individuali.

Ha fondato l'Accademia GOTAM, attraverso la quale raggiunge ogni giorno 350 praticanti, supportandoli nel loro percorso di consapevolezza con sessioni personali e di gruppo.

È ambasciatore dei paradigmi della Salute Integrata, del Nuovo Successo e della Nuova Ricchezza attraverso corsi e pubblicazioni. Grande appassionato di tecnologia e viaggi, vive sull'isola di

Gran Canaria e opera principalmente fra Spagna e Italia.

«*Molti pensano che occuparsi di crescita personale significhi essere sempre felici, passare tutto il giorno a meditare o raggiungere forsennatamente obiettivi. Al contrario, significa essere guidati dall'anima a realizzare le proprie qualità umane, surfare le onde della vita e tendere la mano a chi ti passa accanto. Credo fermamente nell'integrazione fra spirito e materia, nello sviluppo di una mente consapevole, di un Cuore aperto e di una vita colma di ricchezza*» – *Marco Cattaneo GOTAM*

Riferimenti Web

Autore

https://marcocattaneo.com

Skype: marcoscnask

E-mail: info@got.am

Accademia di Meditazione GOTAM

https://www.accademiadimeditazione.it

https://got.am

Libri Collana Modellamente

https://modellamente.com

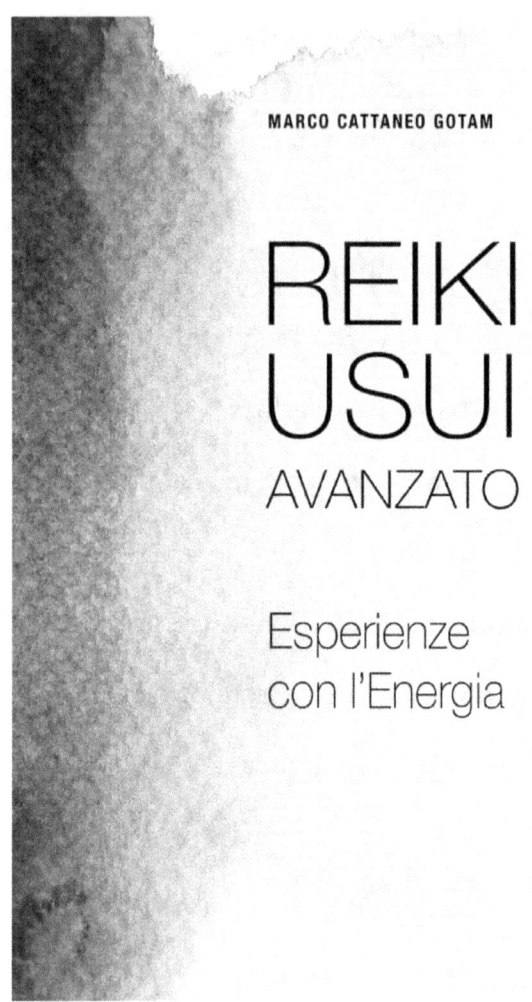

MARCO CATTANEO GOTAM

REIKI USUI
AVANZATO

Esperienze
con l'Energia

Ora Disponibile!
https://got.am/reiki2

138

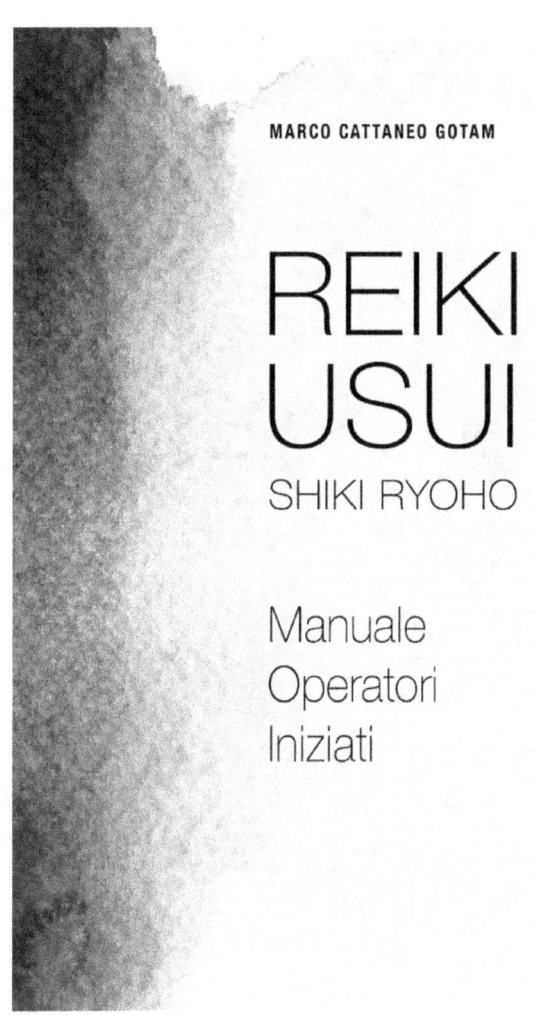

MARCO CATTANEO GOTAM

REIKI
USUI
SHIKI RYOHO

Manuale
Operatori
Iniziati

Ora Disponibile!
https://got.am/reiki3

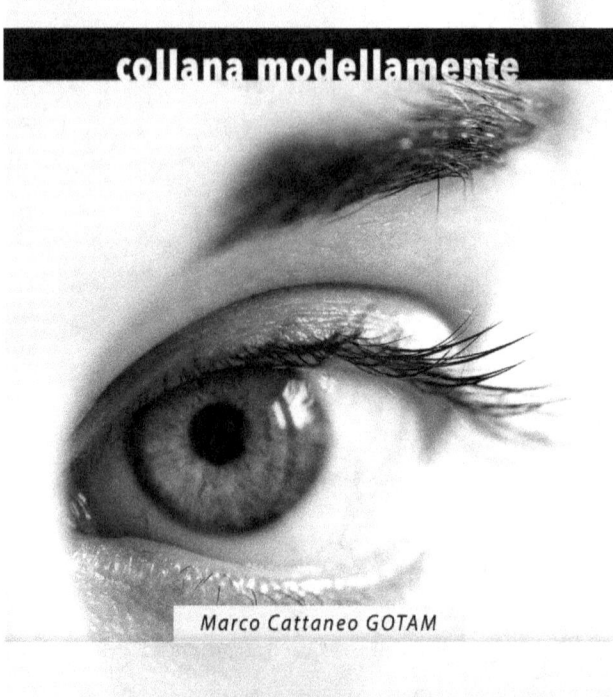

collana modellamente

Marco Cattaneo GOTAM

INTUIZIONE

Conoscenze e Tecniche per lo Sviluppo
delle Percezioni Extrasensoriali

Per Approfondire
https://got.am/intuizione

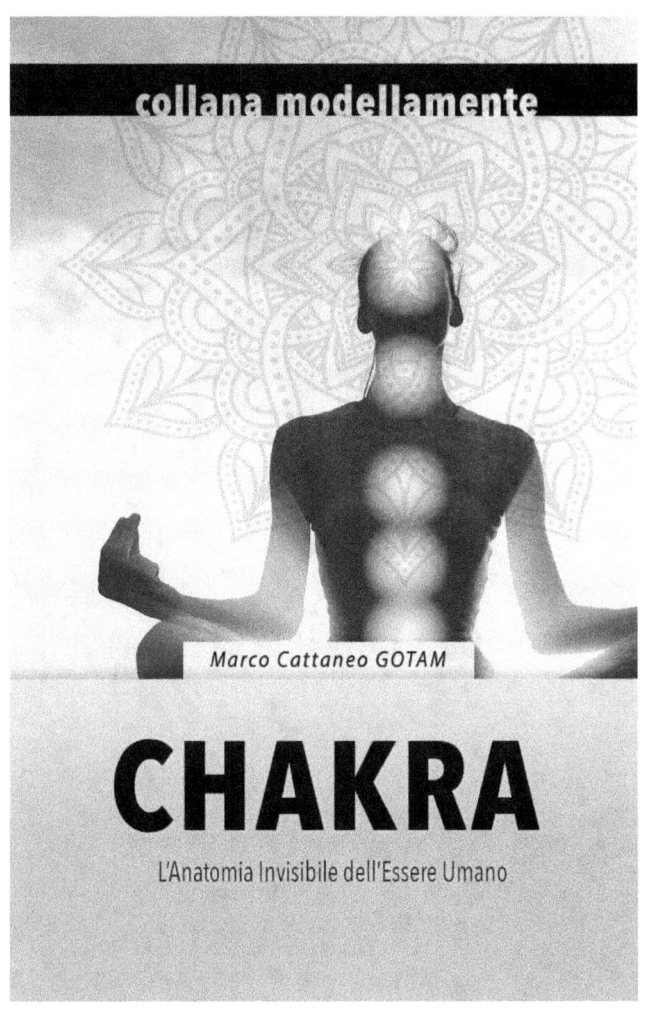

Per Approfondire
https://got.am/chakra

Ringraziamenti

Il lungo cammino che mi ha condotto sin qui non sarebbe mai iniziato se non grazie a Mercedes Cortegiani, Maestra di Meditazione e Reiki che per prima mi ha iniziato alla disciplina. La sua guida mi ha amorevolmente supportato per quattro anni e mi ha insegnato il grande valore del silenzio e della cura. A lei va il mio più grande ringraziamento e i miei più cari ricordi del percorso Reiki da allievo.

Sono grato ad Andrea Brambilla per le lunghe chiacchierate sugli stili Reiki e per aver condiviso con me la sua grande passione per le tradizioni filosofiche e religiose antiche. Negli anni, mi ha aiutato a guardare sempre più in profondità, oltre la forma.

Un ringraziamento speciale va, come di consueto, a Claudia Marchione, per il suo grande contributo come editor nella visione di questo testo. La sua pazienza e le sue abilità hanno permesso a tutte le mie opere di esistere, mentre il suo supporto come socia e compagna di vita sono stati preziosissimi.

Infine, ringrazio te, perché la tua voglia di crescere, conoscere e migliorare è la mia più grande soddisfazione e mi permette ogni giorno di realizzare la mia missione.

Se questo libro ti è piaciuto, per favore lascia la tua recensione su Amazon: ci aiuterai a farlo arrivare al maggior numero di persone possibile.

Indice